PIERRE FRANCKH

7 *Glücksregeln für die* WUNSCHFIGUR

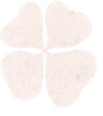

14,6 Kilo

Da stand ich nun. Vor dem Spiegel. Und traf eine Entscheidung. Ja, auch ich habe mich nicht mehr wohlgefühlt. Auch ich wollte etwas in meinem Leben ändern. Ich wollte wieder voller Freude im Badezimmer meinen Körper anschauen. Ich fand mich zu träge und zu schwer. Dann sah ich auch noch Fotos von mir, die gerade mal ein paar Jahre alt waren. Auf diesen Bildern strahlte mich ein anderer Mensch an. Ein glücklicher. Ein schlanker. Ein Mensch, der stolz auf sich war. Dieser Mensch wollte ich wieder sein.

Alle Diäten, die ich bei Freunden mitverfolgt hatte, waren nur anfänglich erfolgreich. Der Jo-Jo-Effekt ließ sie bereits ein Jahr später noch dicker und voluminöser sein, als sie es vor ihrer Diät waren – anfängliche Begeisterung hin oder her. Der Weg zur dauerhaften Wunschfigur musste offensichtlich ein anderer sein. Eines war mir klar: Da ich nun schon einige Jahre lang durch meine Bücher und Seminare über mentales Training so unglaublich viele erstaunliche Wandlungen von Menschen miterleben durfte, musste der Schlüssel zum Traumgewicht ebenso im mentalen Bereich liegen.

„Abnehmen beginnt im Kopf und zeigt sich dann im Körper." Dies war der erste Satz, den ich mir als neuen Leitsatz notierte. Und so begann ich zunächst nur für mich sieben Glücksregeln zu entwickeln. Ich wollte einfach wieder den Körper haben, mit dem ich so glücklich gewesen war.

Zehn Wochen später: Ich hatte tatsächlich 14, 6 Kilo abgenommen. Spielerisch, leicht und voller Freude. Heute, drei Jahre später, halte ich noch immer dieses Gewicht. Dass da 14,6 Kilo weniger an mir hingen, blieb natürlich niemandem verborgen. Und so wurde ich auf meinen Seminaren immer öfter gebeten, doch etwas mehr über meine Glücksregeln zu berichten. Schon nach kurzer Zeit nahmen immer mehr Menschen nach diesen Regeln ab. Manche wollten nur fünf oder sechs Kilo loswerden, andere 15 oder 20. Manche verloren 30 Kilo. Und einige sogar noch mehr. Das Wichtigste: Sie hielten ihr neues Gewicht. Kein Jo-Jo-Effekt. Auch nicht nach Jahren. Seitdem erhalte ich ständig Mails, in denen mir glücklich berichtet wird, wie wundervoll sich so manches Leben verändert hat.

Meine wichtigste Vorgabe war, dass ich nicht hungern und nicht eine Sekunde das Gefühl von Mangel haben wollte. Genau das klappte. Meine Ziele, meine Lebensfreude, meine Motivation waren so stark, dass ich einfach nur glücklich war, endlich den Weg zu meinem Idealgewicht gefunden zu haben. Ich hatte sogar eine so große neu entdeckte Freude an den vielfältigsten Speisen, dass ich für die Familie zu kochen begann.

Die sieben Glücksregeln, die ich so erfolgreich anwandte, habe ich in diesem Buch für dich beschrieben. Sie waren und sind mein Erfolgsrezept. Ich habe damals niemandem von meinem Vorhaben erzählt. Ich fand es spaßig zu warten, wann meine Umgebung davon Kenntnis nimmt. Und das dauerte. Niemandem fiel mein verändertes Verhalten auf. Erst als man es an meinen Kleidern sehen konnte, an meinem frischeren Aussehen, an dem Glanz in meinen Augen und an meiner Lebendigkeit, kamen die völlig erstaunten Bemerkungen. Vor allem sah ich jünger aus. Und: Ich mochte wieder, was ich im Spiegel zu sehen bekam.

Vielleicht hast du ja auch Lust darauf. Vielleicht bist du es ja auch leid, die Hemden über der Hose zu tragen oder zu glauben, dass man dich so, wie du bist, einfach nicht begehrenswert finden kann. Wenn du Lust hast, deinen Körper zu lieben und neu zu formen, werde ich dich gern begleiten.

In diesem Buch findest du all das, was mir geholfen hat, zu meinem Traumgewicht zu kommen: all die Glücksregeln, die mich bereits vom ersten Tag des Abnehmens an selbst glücklich gemacht haben. Und all die Kochrezepte, die ich mir in dieser Zeit selbst gemacht habe. Den gleichen Erfolg wünsche ich auch dir auf deinem Weg zu deinem Traumgewicht!

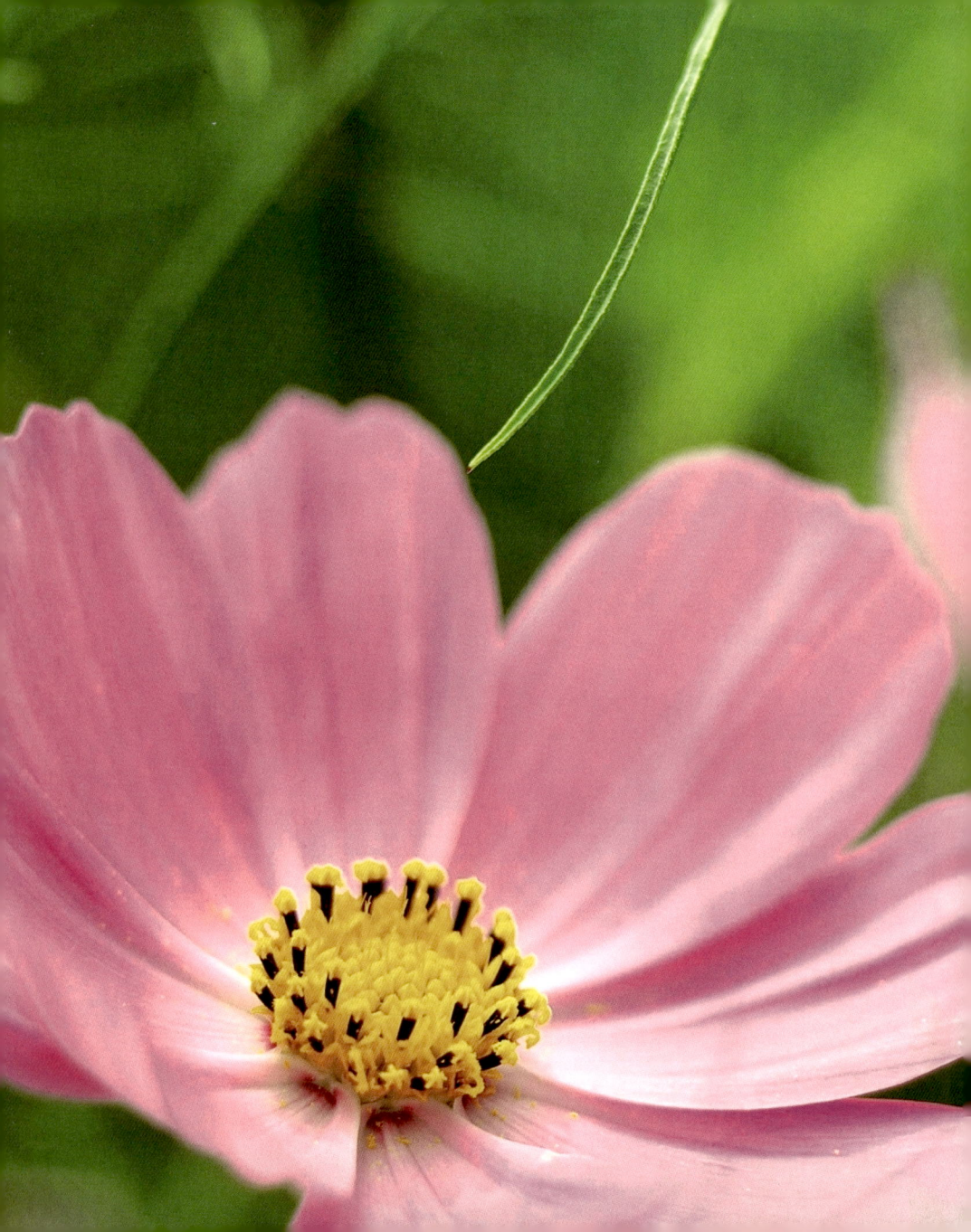

Entscheide
dich für die
Freude

Was willst du?

Die meisten von uns machen sich nie Gedanken über die Ziele, die sie anstreben wollen, sondern eher nur über das, was sie nicht mehr möchten. Wir wissen also meist sehr genau, was wir gern loswerden und nicht mehr in unserem Leben haben wollen. Darüber könnten wir tagelang ausgiebig reden. Es ist aber kein Wegweiser zu unseren Zielen. Genau so einen Wegweiser benötigen wir jedoch, wenn wir etwas zum Besseren ändern wollen.

Ziele motivieren

Ziele helfen uns, uns auf das Gewünschte einzustimmen. Sie schenken uns Lust und Kraft. Sie helfen uns, Krisen zu überstehen und Vorfreude zu entwickeln. Sie motivieren uns und geben unserem Leben eine klare Richtung. Deswegen ist es auch gar nicht so hilfreich zu sagen: »Ich will acht Kilo abnehmen.« Dies ist kein klares Ziel, mit dem sich emotionale Bilder aufbauen lassen, sondern nur eine Erklärung, was wir loswerden wollen. Aber hinter dem Wunsch stecken immer auch Ziele. Wenn wir zum Beispiel diese acht Kilo abnehmen wollen, bezwecken wir etwas. Hinter dem Wunsch nach einer Traumfigur verbirgt sich etwas sehr Wesentliches für uns. Sonst hätten wir nicht diese Sehnsucht und die Bereitschaft, aktiv zu werden.

Beim Abnehmwunsch sollten wir also erforschen, was unsere wahren Beweggründe sind. Denn sie zeigen uns nicht nur die besten Visionen, die besten Ziele und Sehnsüchte, sondern auch die stärkste Motivation. Am sinnvollsten ist es daher, dir vorzustellen, wie es sein wird, wenn du die gewünschten Pfunde losgeworden bist. Was für ein Gefühl hast du dann? Was wirst du dann alles tun? Erst wenn du dir darüber Gedanken machst, wirst du erkennen, warum du überhaupt abnehmen willst. Und genau dieses Warum ist wesentlich. Ohne einen klaren Grund, warum du dich ändern willst, fehlt dir jegliche Motivation. Und ohne Motivation wirst du nichts erreichen. Also: Warum? Warum willst du abnehmen? Was ist dein Ziel?

Nutze die Kraft der Entscheidungen

Es gibt noch einen weiteren wesentlichen Grund, Ziele zu formulieren. Erst wenn wir ein klares Ziel haben, können wir uns dafür entscheiden, uns auf den Weg zu machen. Bei einer Entscheidung verabreden wir etwas mit uns selbst: eine Vereinbarung, die dann Gültigkeit für uns hat. Wir beginnen also nicht einfach mal so nebenbei und schauen dann, was daraus wird, sondern wir geben uns selbst so etwas wie ein Versprechen.

Eine Entscheidung ist auch deswegen so hilfreich, weil unser Gehirn bereits beim Festlegen Endorphine ausschüttet – jede Menge Glückshormone. Ebenso verhält es sich, wenn wir uns auf Ziele fokussieren. Klare Ziele sind etwas, was unser Verstand und unser Körper überaus mögen. Das Gehirn feuert beim Erfassen von Zielen einen wahren Cocktail an Hormonen in unseren Körper, der uns glücklich sein lässt. Nicht umsonst sind Menschen, die klare Ziele haben, zufriedener. Dies hat die Glücksforschung längst nachgewiesen. Deine ersten Schritte in Richtung Wunschfigur sind daher:
- ❖ Finde deine wahren Ziele und formuliere sie in klaren Worten.
- ❖ Triff die Entscheidung, diese Ziele zu erreichen.

Finde deine wahren Ziele

Um die wahren Ziele herauszufinden, helfen uns innere Bilder. Eine sehr effektive Möglichkeit ist die, sich immer wieder vor dem inneren Auge ein Bild von der eigenen Wunschfigur zu machen. Denn: Deine Wunschfigur entsteht zunächst in deinem Kopf und zeigt sich dann an deinem Körper.

Wenn du die inneren Bilder sehr bewusst und intensiv einsetzt, dann entsteht etwas, das wir alle kennen: Vorfreude. Sie lässt uns lächeln. Kein Wunder, denn bei Vorfreude wird unser Körper erneut belohnt. Und mit was wohl? Ja, mit Endorphinen, den Glückshormonen.

Her mit den Endorphinen!

Mit ihnen wird der Weg zu unserem Wunschgewicht ein Leichtes. Im wahrsten Sinne des Wortes. Also, ruf sie bewusst hervor, indem du dir vorstellst: Wie siehst du mit deiner Wunschfigur aus? Welche Kleider trägst du? Wie betrachtest du dich im Spiegel? Was für ein Körpergefühl hast du? Findest du dich sexy, begehrenswert? Gefällt dir, was du siehst? Hast du Spaß daran, wenn dich jemand mit Komplimenten überschüttet?

Bei Athleten ist es inzwischen gang und gäbe, die Bewegungsabläufe, die Wettkampfsituation und den Zieleinlauf lange vor dem Wettkampf vor dem geistigen Auge immer und immer wieder durchzuspielen. Dies steigert nachweislich die eigene Leistung. Sportler sehen sich dabei bereits als Gewinner. Auf diese Weise sprechen sie die sogenannten Spiegelneuronen in ihrem Gehirn an, die ihre gedanklich entworfenen Bilder als bereits gemachte Erfahrungen abspeichern. Diese Spiegelneuronen sind dafür zuständig, dass wir etwas Gesehenes – auch wenn es nur in Gedanken geschehen ist – später mit Leichtigkeit vollführen, nur weil wir es zunächst einfach vor unserer inneren Leinwand haben ablaufen lassen.

Das neue Selbst einüben

Genau das Gleiche wie die Sportler kannst du tun, um dein Wunschgewicht zu erreichen: Sieh dich vor deinem geistigen Auge, wie du bereits deine neue Körperlichkeit lebst, wie sich Freude über deine neue Leichtigkeit in dir ausbreitet und du ein neues Selbstverständnis erreichst. Behalte beim Visualisieren deines neuen Selbst das gute Gefühl und die Freude daran.

Wenn du das übst, wirst du auch merken, worum es dir wirklich geht. Deine wahren Ziele werden sich dir offenbaren. Im Bikini baden gehen, sich gern vor den Spiegel stellen, ein enges Kleid tragen, das T-Shirt wieder in die Hose stecken, die Taille wieder spüren, einen flachen Bauch haben … Wichtig ist, dass deine Ziele dich mit Freude erfüllen. Bei welchem Punkt fängst du an zu lächeln und innere Freude zu empfinden? Vielleicht möchtest du in erster Linie abnehmen, um wieder unbeschwert mit deinem Hund laufen zu gehen? Oder weil du die Zeiten vermisst, in denen du dir mit deinem Freund spannende Tennismatchs geliefert hast?

Finde deine persönlichen Beweggründe und formuliere sie konkret. Denn sie sind es, die dich in Wahrheit antreiben. Vielleicht möchtest du Würde und Anmut zurückgewinnen? Oder bewundernde Blicke? Je mehr du dich mit deinen Zielen beschäftigst, desto intensiver werden deine positiven Gefühle.

Triff eine Entscheidung

Wenn du deine Abnehmziele gefunden hast, triffst du deine Entscheidung. Du vereinbarst mit dir selbst, diese Ziele erreichen zu wollen. Such dir einen guten Zeitpunkt für den Beginn aus. Fang nicht einfach so an. Finde einen Termin, von dem an du dein Vorhaben in die Tat umzusetzen beginnst.

Nimm dir auch für den Moment der Entscheidung etwas Zeit. Lass ihn zu einem besonderen Augenblick werden. Schenke dir selbst ein kleines Ritual – dann prägt sich das Vorhaben umso tiefer in dein Gehirn ein. Vielleicht legst du dir schöne Musik auf und gönnst dir ein Glas Sekt. Zu viele Kalorien? Nein, darum geht es nicht! Wenn wir wirklich abnehmen wollen, zählen andere Faktoren. Gönn dir etwas Besonderes. Mach den Moment der Entscheidung zu etwas Wichtigem. Am besten du schreibst dir deine Vereinbarung in dein Tagebuch oder in den Kalender – auch das macht sie stärker. Mit deiner Entscheidung für ein schlankeres Leben ist nun der Startschuss gefallen!

Gute Gefühle motivieren

Das beste Erfolgsrezept ist, sein Vorhaben mit positiven Gefühlen aufzuladen. Der Psychologe und Motivationsforscher Hans-Werner Rückert betont, dass unser Gehirn nicht allzu sehr an Veränderung interessiert ist, es geht nur darauf ein, wenn wir stark positiv motiviert sind. Gute Gefühle sind also der Schlüssel dafür, um unser Wunschgewicht zu erreichen.

Fühle daher in dich hinein, was du brauchst, um dir deinen Wunsch nach der Traumfigur zu erfüllen. Wie kannst du dich dafür begeistern? Stell dir stets die Frage: Was macht mir Freude daran? Womit habe ich Spaß? »Begeisterung ist Dünger fürs Gehirn!«, lautet das Plädoyer des bekannten Hirnforschers Prof. Dr. Gerald Hüther. Also: Was begeistert dich? Bist du von deinem Ziel, deiner Wunschfigur, überzeugt? Wenn du sie von ganzem Herzen erreichen willst, macht dir nahezu alles auf dem Weg zu deinem Ziel Freude. Du entwickelst ungeahnte Motivation und Durchhaltevermögen.

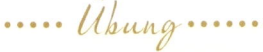 ..... *Übung* ....

MEIN MOTIVATIONSZETTEL

Was motiviert dich in deinem Abnehmvorhaben? Welche Argumente fallen dir spontan ein? Schreib sie alle auf, zum Beispiel:

- Ich nehme ab, damit ich wieder joggen gehen kann.
- …, damit ich wieder in meine Lieblingshose hineinpasse.
- …, damit ich mich wieder leicht und fit fühle.
- …, damit ich mehr Energie und Power für mein Hobby habe.

Lies dir diesen Motivationszettel in den nächsten Tagen immer wieder mal durch.

Abnehmen braucht Zeit

Wir hören das nicht gern. Lieber wären wir schon heute schlank und nicht erst morgen. Die Industrie gaukelt uns mit großem Werbeaufwand vor, man könne es mit bestimmten Produkten sofort schaffen. Ein Trugschluss!

Jeder Zweite hat bereits eine oder mehrere Diäten hinter sich. Und zwar erfolglos. Meist haben wir anschließend sogar mehr Pfunde drauf als zuvor. Dabei ist die Sache ganz klar: Da wir einige Zeit gebraucht haben, bis wir unser Übergewicht erreicht haben, werden wir auch einige Zeit benötigen, bis wir diese Pfunde wieder losgeworden sind. Wir werden nicht innerhalb weniger Stunden oder Tage unsere Traumfigur erreichen. Daher brauchen wir Ziele und Zwischenziele, die realistisch sind. Wir brauchen einen größeren Rahmen. Schließlich wollen wir nicht nur morgen und übermorgen unser Wunschgewicht besitzen, sondern dieses Gewicht auch halten.

Die innere Einstellung

Wir brauchen eine Umprogrammierung. Dazu gehören:
- positive Gefühle für unsere Ziele,
- genügend Motivation,
- die Verankerung neuer Gewohnheiten und
- Freude am bewussten Essen wundervoller Speisen.

Da die Änderungen aber fließend sein werden, benötigst du etwas Zeit. Kleine Schritte werden dich nach und nach ans Ziel bringen. Anstatt dir vorzunehmen, von nun an aber auch wirklich alles immer richtig zu machen, nimmst du dir vielleicht erst mal nur vor, an einem Tag in der Woche die neuen Glücksregeln anzuwenden. Mir persönlich fällt es leichter, Veränderungen am Wochenende auszuprobieren, weil ich mich da besser auf eine neue Sache konzentrieren kann und mit der nötigen Ruhe auch viel offener dafür bin. Ebenso bin ich aus der Wochenendentspannung heraus geduldiger mit mir und der Sache, wenn es nicht auf Anhieb so klappt, wie ich es mir vorgestellt habe.

Es muss sich gut anfühlen

Dein Wunschziel darf ruhig allmählich in dir reifen. In welchem Zeitraum du es erreichst, spielt gar keine Rolle. Nimm dir ausreichend Zeit und bleib bei deiner Motivation. Perfektionismus und Überdruck haben auf dem Weg zur Wunschfigur nichts verloren. Wenn du merkst, dass dich deine Pläne stressen und du dich mit deinem Ziel übernommen hast, ist es Zeit für eine Kurskorrektur. Du solltest deine Wunschfigur nicht mit Gewalt durchsetzen wollen und dich gegen deine Natur und deinen Körper zu behaupten versuchen. Das löst Stress aus und macht schlechte Laune – beides durchkreuzt deine Pläne zur Wunschfigur. Bleib stattdessen auf dem Weg der Freude! Alles braucht seine Zeit, um zu entstehen und zu wachsen. Gib dir diese Zeit und beginne mit kleinen Schritten und nicht mit riesigen Sprüngen. Natürlich hast du ein großes Ziel vor Augen und der Weg dahin mag lang sein, aber wenn er dir Freude macht, wirst du ihn mit Leichtigkeit beschreiten und genießen.

Setz dir realistische Ziele

Setz dir schlanke Etappenziele, die sich realistisch anfühlen. Wenn es dir zu viel vorkommt, atme erst einmal tief durch. Du wirst es schaffen. Und wenn du gerade ein unüberwindbares Hindernis vor dir siehst, versuche nachzugeben. Akzeptiere deine Hemmung, gerade vor den ersten Schritten. So kannst du die lähmenden Gedanken loslassen. Es ist leichter, als du denkst!

Achte darauf, deine Lebensfreude zu pflegen. Zelebriere dein Dasein. Genieße und gönne dir etwas. Vielleicht bedeutet das für dich, dir einmal pro

Woche eine professionelle Massage zu leisten? Oder dich immer sonntags zu Kaffee und Kuchen mit einem lieben Menschen zu treffen? Oder mit deinen Freundinnen einen »Prinzessinnentag« einzulegen? Tu dir etwas Gutes und beschenke dich selbst. Das ist Selbstliebe und Achtsamkeit dir gegenüber. Und es macht dich glücklich. Einem glücklichen Menschen fällt alles wesentlich leichter, auch das Abnehmen. Wenn dein Wunschgewicht ein natürliches Bedürfnis ist, bist du auf dem richtigen Weg.

Du bist nicht allein

Bilde ein verlässliches Team um dich herum. Es gibt viele Menschen, die deinen Wunsch nach der schlankeren Figur teilen. Es gibt viele, die genauso wie du auf den geeigneten Moment warten, endlich zu beginnen. Menschen, die glauben, es allein nicht zu schaffen. Nicht jeder von uns hat Lust, Dinge in seinem Leben allein zu verändern. Wenn du niemanden in deiner Nähe findest, der bei deinem Vorhaben mitmachen möchte, dann kann dein Team auch aus Freunden auf Facebook oder in einem Forum bestehen.

Gemeinsam mit anderen Ziele zu erreichen ist aus vielen Gründen leichter: Eine gemeinsame Absicht motiviert und weckt Begeisterung für die Sache. Es macht nicht nur doppelt Spaß, sondern das Gemeinschaftsgefühl beflügelt und spornt an. Und: Wir genießen die gegenseitige Unterstützung. Wir fühlen uns geborgen und halten viel eher an der getroffenen Vereinbarung fest. Wir wollen nicht als Verlierer dastehen. Und wir wollen auch nicht, dass andere sich verloren fühlen. Wir unterstützen und werden unterstützt. Wir geben uns Tipps und Hinweise, Mut und Freude. Wir tragen einander durch die schwierigen Phasen.

Freunde unterstützen dich auch bei Rückschlägen. Und die werden kommen. Du wirst Momente erleben, in denen du vielleicht keinen Sinn mehr darin siehst, schlank zu sein. Vielleicht hast du sogar wieder zugenommen.

Oder du glaubst, es nicht zu schaffen. Rückschläge sind völlig normal auf dem Weg zum Erfolg. Genau genommen gehören sie sogar dazu. Denn überwundene Krisen stärken uns. Sie schenken uns Kraft und Vertrauen in die eigene Stärke. Sei gütig mit dir selbst und hab Geduld, was deine Wunschfigur, dein Gewicht und dein Aussehen betrifft. Jeder hängt zwischendrin einmal durch. Das kannst du überwinden, indem du erst einmal bei deinem ursprünglichen Ziel bleibst und dir zusätzlich ein Etappenziel steckst: »Ich halte noch eine Woche an meiner Wunschfigur fest.« Überdenke nach dieser Zeit dein Vorhaben neu. Wenn du jetzt feststellst: »Ich will es und ich schaffe es!« – herzlichen Glückwunsch, du hast deinen Durchhänger überwunden!

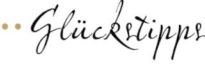

Glückstipps

ERSTE HILFE BEI MOTIVATIONSKRISEN

- Sei geduldig mit dir selbst. Es ist vollkommen normal, sich ab und zu unmotiviert zu fühlen. Am besten ist es, gleich zu Beginn mit Durchhängern und Durststrecken zu rechnen und sie fest einzuplanen. Akzeptiere sie als etwas, das kommt, aber auch wieder geht.
- Erinnere dich in diesen Momenten an deine persönlichen Motivationsquellen. Hol deinen Motivationszettel hervor und lies die Notizen, die du dir damals gemacht hast. Erinnere dich daran, warum du deinen Weg zur Wunschfigur eingeschlagen hast.
- Du darfst dich auch einfach mal ganz bewusst gehen lassen. Das ist in Ordnung und gehört dazu.
- Ruf dir ins Gedächtnis: Überwundene Krisen stärken dich!

So geht es leichter

Lebe die Glücksregeln – oder einige davon – erst mal nur einen einzigen Tag lang und steigere dich Schritt für Schritt. Mach diesen einen, den heutigen Tag zu etwas Außergewöhnlichem: Mach ihn zu deinem Tag, an dem du ganz besonders gut zu dir bist, an dem du auf dich achtest. Wenn wir uns erst mal nur auf diesen einen einzigen Tag konzentrieren, wird es uns leichtfallen, die eine oder andere Glücksregel wirklich zu beachten.

Es ist viel leichter, nur einen Tag durchzuhalten, als sich die neuen Regeln gleich für eine ganze Woche oder einen Monat oder gar das ganze Leben vorzunehmen. Ein Tag in der Woche ist dann ein leichtes und sehr realistisches Ziel. Daran wirst du Spaß haben und du wirst den Tag genießen. Erweitere Woche für Woche dein Glückspensum. Nimm spielerisch ab und an einen weiteren Tag pro Woche hinzu, an dem du nach den Glücksregeln für die Wunschfigur lebst. Du bestimmst das Tempo. Du wirst sehen, dass du von selbst die eine oder andere neue Gewohnheit dazunehmen möchtest. Es wird automatisch gehen, weil du neue Regeln, die positive Gefühle in dir hinterlassen, in dein Leben integrierst. Genau das macht uns zufrieden.

Nutze die Kraft der Chronobiologie

US-amerikanische Forscher haben kürzlich eindrucksvoll nachgewiesen, dass die Stimmungskurve bei uns Menschen über den Tag stark schwankt. Morgens wachen die meisten gut gelaunt auf, aber im Verlauf des Tages verschlechtert sich die Stimmung und steigt erst abends wieder an. Das Gleiche gilt sogar am Wochenende und an anderen freien Tagen! Termindruck, Streitereien oder anderer Stress bei der Arbeit könnten zwar aufs Gemüt schlagen. Doch da die Stimmungskurve auch an freien Tagen ähnlich verläuft, beeinflussen nach Ansicht der Forscher vor allem der Erfrischungseffekt des Schlafs und die innere Uhr unsere Stimmung.

Nutze diese Erkenntnis! Sei dir einfach bewusst, dass deine Stimmungskurve am Tag steigt und sinkt. Nutze die Momente, wenn deine gute Laune auf dem Höhepunkt ist, um neue Gewohnheiten einzuüben. Und lass entspannt los, wenn du ein kleines Tief durchlebst.

Halte deine Glücksgefühle fest

Besorg dir ein kleines Notizbuch und schreib deine Erlebnisse und Gedanken auf. Notiere, was du mit den Glücksregeln erlebst. Halte auch von Anfang an fest, was genau du dir für deine Glückstage vornimmst. Später kannst du ergänzen, wie es dir damit ergangen ist. Schreib auf, was du gefühlt hast, was dir gefallen hat und weshalb es sich lohnt, das neue Erleben zu einer Gewohnheit werden zu lassen. Falls du von der neuen Erfahrung noch nicht überzeugt warst, dann versuch herauszufinden, was dir nicht gefallen hat, und optimiere es beim nächsten Mal. Wenn du das Spazieren im Wald zu einsam findest, dann überzeuge deinen Partner oder eine Freundin davon, das nächste Mal mitzukommen. Und wenn der Spaziergang dann ein voller Erfolg war, kannst du aufschreiben, was dir daran gefallen hat.

Auf jeden Fall kannst du dir auf diese Weise ein kleines Glückstagebuch anlegen, das voll von deinen neuen Erlebnissen mit dir selbst und deinem leichten Ich ist. In diesem Büchlein kannst du dann nachlesen und dich motivieren, wenn es dir mal nicht so gut gehen sollte. Du kannst dieses Buch wie deine ganz persönliche Anleitung zum Glücklichsein gestalten.

Darauf kommt es an: Mach kleine Schritte und nimm dir immer nur wenig mehr vor als das bisher Erreichte. Du hast ein Kilo abgenommen und spürst wieder mehr Freude an deinem Körper? Dann kann dein nächstes Ziel sein: eine kleine Bewegungseinheit pro Tag. Ein flotter Spaziergang, eine Runde Jogging, ein paar Liegestütze – was auch immer dir Freude macht. Die Freude ist wesentlich, der Spaß an dem, was du tust. Lade den Genuss und die Leichtigkeit in dein Leben ein (mehr dazu im nächsten Kapitel).

Glückstipps

DEINE NEUE STRATEGIE

- Mach dir vor deinem inneren Auge ein Bild deiner Wunschfigur. Wie willst du aussehen? Wie wird sich das anfühlen?
- Setz dir realistische Ziele und schreib sie auf. Bewahre den Zettel gut auf. Es ist wichtig, deine Ziele immer wieder zu hinterfragen, damit du dich nicht über- oder unterforderst. Bring dein Wunschgewicht und einen Smiley auf einen Zettel, den du am Spiegel im Bad aufhängst.
- Notiere in einem Tagebuch, wie es dir geht und was du zu dir nimmst. Das wird dir dabei helfen zu erkennen, wann und warum du isst.
- Mach Fehler und lerne aus ihnen, ohne dir selbst aber Vorwürfe zu machen. Perfektionismus hat keinen Sinn – insbesondere beim Abnehmen nicht.
- Nimm dir Zeit und sei geduldig mit dir selbst. Setz dich nicht unter Druck. Deine Wunschfigur darf dein Ziel sein, aber sie sollte nicht zum ausschließlichen Lebensinhalt werden.
- Nimm dir ein großes Blatt Papier und male oder schreibe auf, was du alles an dir magst. Häng es an deinen Kühlschrank, neben deinen Spiegel oder an deine Badezimmertür.
- Mach dir keine Vorwürfe, wenn du einen Durchhänger hast. Nimm an, was ist, und lass los. Die Krise wird vorübergehen.
- Belohne dich und deinen Körper, zum Beispiel mit wohltuenden Massagen, einem Essen im Restaurant, einem Kaffeeklatsch mit Freundinnen oder einem neuen Kleidungsstück.
- Werde, wer du bist. Ändere deine innere Haltung. Dazu gehört auch, auf eine gesunde und positive Einstellung zur Nahrung und zu deinem Essverhalten zu achten. Mehr dazu ab Seite 140.
- Bade in dem Satz: »Ich liebe mich und meine Wunschfigur.«

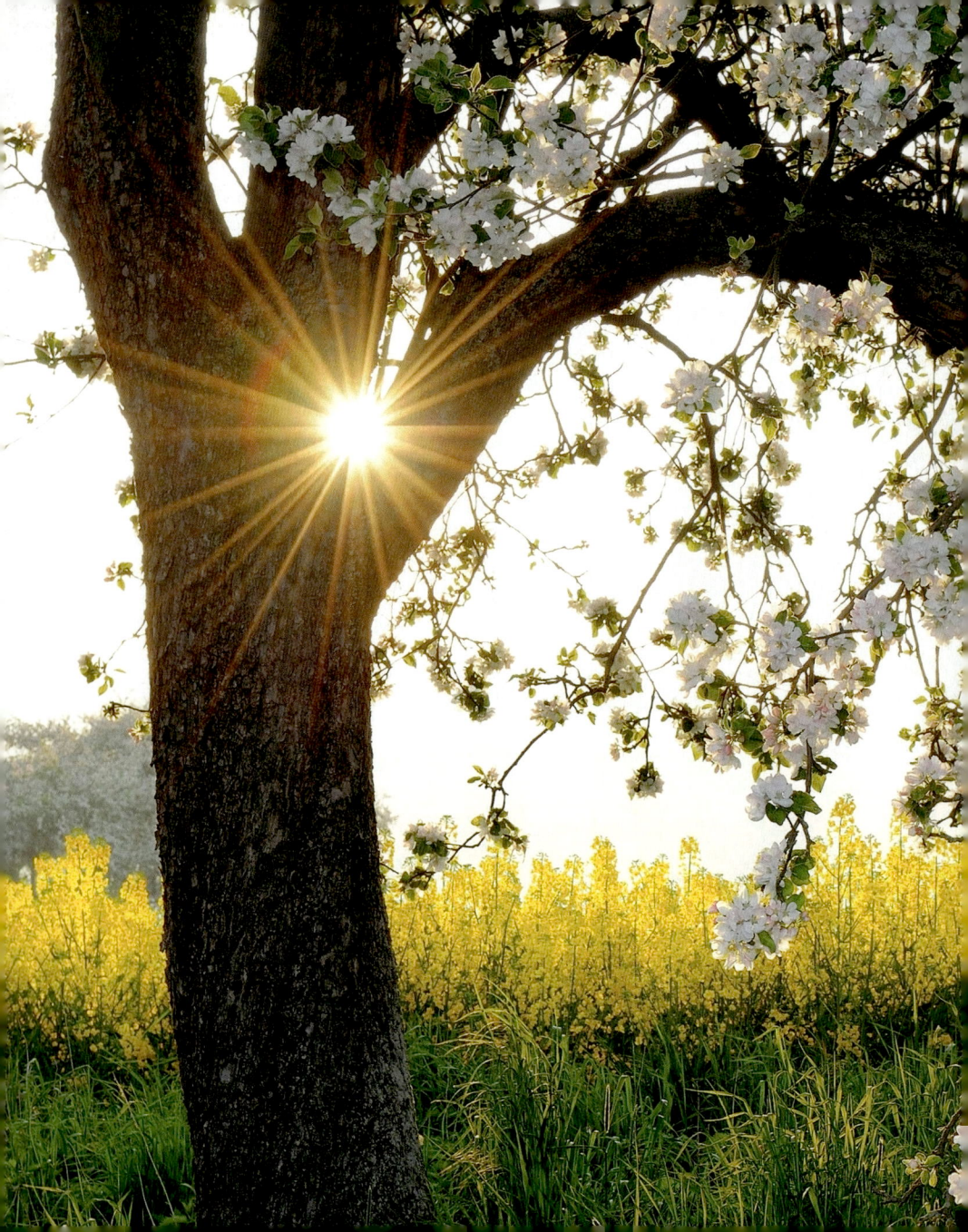

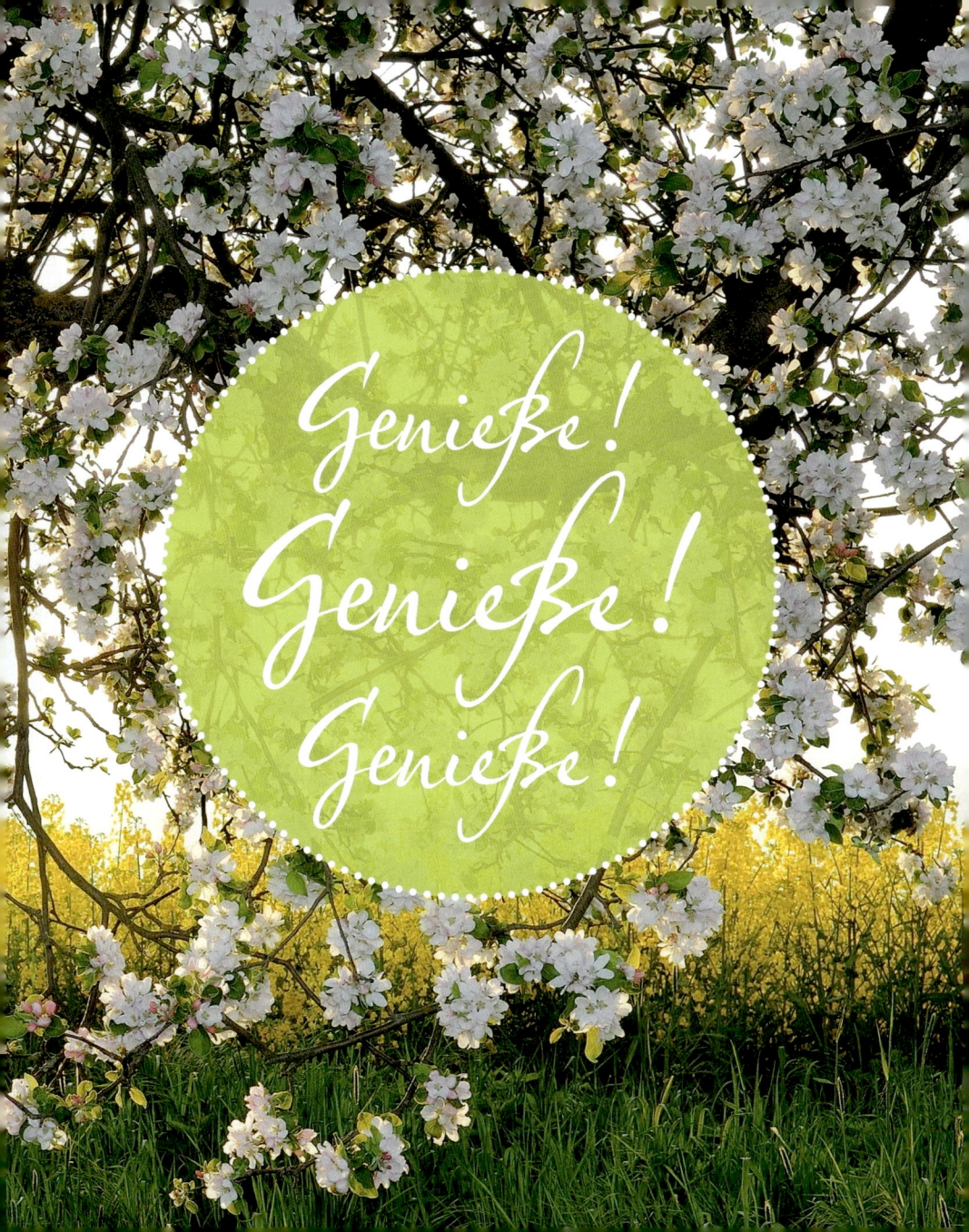

Genieße!
Genieße!
Genieße!

Essen ist Glück

Essen ist Lebensqualität und Lebensfreude. Essen ist Genuss, es ist ein soziales Event. Wir haben das aber vergessen. Einer der größten Irrtümer über das Abnehmen ist die Vorstellung, dass wir weniger essen müssten, um schlanker zu werden. Wir glauben, wir würden für unser »maßloses« Essen bestraft, indem wir jetzt darben müssen. Wir fokussieren uns auf den Mangel und stellen uns auf Hungern ein. Eine Diät bedeutet in unseren Augen eine Tortur. Das aber ist fernab der Realität.

Wir nehmen nicht zu, weil wir zu viel essen

Wir nehmen zu, weil wir völlig unbewusst essen. Sobald wir uns ganz bewusst der Nahrung zuwenden und ihr den Stellenwert schenken, den sie verdient, wird vieles wieder – und zwar wie von selbst – in gesunde, ausbalancierte Bahnen gelenkt. Der einzig wichtige Punkt, den wir hierbei beachten sollten: genießen.

Lerne, dich wieder an der Nahrungsaufnahme zu erfreuen. Entdecke den Genuss! Viele von uns glauben, dass sie dies doch tun. Aber das meiste, was wir zu uns nehmen, essen wir völlig unbewusst. Wir nehmen zum größten Teil gar nicht mehr wahr, wie wundervoll sinnlich essen im Grunde ist. Und weil wir es nicht mehr wahrnehmen, fehlen uns die Glücksmomente, die das Essen auslösen könnte.

Darüber hinaus empfinden wir unsere Lebensmittel nicht mehr als wundervolle Bereicherung unserer Lebensqualität, sondern teilen sie in gute und schlechte Produkte ein, ordnen ihnen Ampelfarben zu und beschränken sie auf ihren Kaloriengehalt. Wenn wir die schönste Sache der Welt – vielleicht neben Sex, auch eine körperliche Erfahrung – so betrachten, entziehen wir unserer Nahrung ihre ursprüngliche Wertigkeit und werden einer der angenehmsten Tätigkeiten in unserem Leben gar nicht mehr gerecht. Mach dir bewusst: Essen ist schön und macht Spaß. Essen ist wundervoll und schenkt dir immer wieder aufs Neue ein sinnliches Erlebnis. Sex reduzieren wir ja auch nicht auf den Kalorienverbrauch oder die Notwendigkeit der Gesunderhaltung. Sex erleben wir mit all unseren Sinnen. Erst dann bereichert er unser Leben. Genauso verhält es sich mit dem Essen.

Essen ist ein sinnliches Erlebnis

Erst wenn wir unser Essen wieder als ein Geschenk achten, kommen wir zurück in die Fülle des Lebens – und nicht in die Fülle des Körpers. Beginne den Genuss wieder in dein Essverhalten einzuladen. Das Essen zu genießen gibt dir positive Gefühle und Lebensfreude, es verankert in dir ein gesundes Essverhalten, die Basis deiner Wunschfigur. Nahrung ist fester Bestandteil unseres Alltags und für unsere Körperfunktionen lebensnotwendig. Wir essen, um zu leben. Je bewusster wir essen, umso intensiver nehmen wir am Leben teil. Wenn wir essen, sind all unsere Sinne aktiv. Und, wichtig fürs Abnehmen, wenn wir bewusst mit allen Sinnen essen, werden wir viel schneller satt. Wir nähren uns dann nämlich auch durch das Sehen, Riechen, Spüren und Schmecken. Probier es mal aus.

Ist dir schon mal aufgefallen, dass keine zwei Orangen genau gleich schmecken? Und das gilt nicht nur für Orangen, sondern für sämtliche Nahrungsmittel. Sie schmecken nie gleich, sondern jedes Mal anders. Je nach Reifegrad und Herkunft, aber auch abhängig davon, was unser Körper gerade an Vitaminen, Mineralien und anderen Stoffen benötigt, lässt er ein anderes Lustgefühl in uns entstehen. Und genau das macht Essen so besonders und wichtig für uns: Es schenkt uns jedes Mal ein einzigartiges Geschmackserlebnis.

..... Übung ....

EINE GANZ BESONDERE ERFAHRUNG

Nimm eine Orange zur Hand. Aber diesmal schälst du sie nicht
so nebenbei, sondern nimmst die Frucht und was du tust ganz
bewusst wahr. Genieße alle Feinheiten. Eine Orange zu ertasten,
zu riechen und die Stücke im Mund zu fühlen, das kann ein
einmaliges Erlebnis sein. Beginne, jeden Tag mindestens einen
solchen einmaligen Moment beim Essen zu genießen. Schaffe
dir diese Oasen des Genusses, gleichgültig ob du mit einer
Frucht oder einem Stück Schokolade übst.

Essen ist auch Nahrung für die Seele

Wir kennen das. Wir gehen einkaufen und wissen ganz genau, wo es im
Supermarkt die verbotenen Zonen gibt: das Süßigkeitenregal, die Chipsecke,
die Kuchentheke. Schleichst du auch verstohlen an den gefährlichsten Stellen
vorbei und atmest dann erleichtert auf, wenn du es geschafft hast, nichts von
den »ungesunden Dickmachern« in deinen Einkaufswagen zu legen? Und
wenn du dennoch der Versuchung folgst, also in deinen Augen sündigst,
beschleicht dich dann auch sofort ein schlechtes Gewissen? Aber: Kann
den Essen wirklich Sünde sein? Diese Frage wirst du dir sicher selbst sehr
schnell beantworten können. Warum aber tun wir so, als sei es verboten zu
genießen? Vielleicht gab es auch in deiner Erziehung bestimmte Speisen, die
du nur zu einer bestimmten Tageszeit oder zu besonderen Anlässen essen
durftest? Wir alle wissen oder haben selbst erfahren, was passiert, sobald
andere oder wir selbst uns etwas verbieten: Wir wollen es umso mehr. Wir
richten unsere gesamte Aufmerksamkeit und Energie darauf.

Kämpfst du in Sachen Essen und Abnehmen auch manchmal gegen deine inneren Bedürfnisse an? Konzentrierst dich nur darauf, dich im Griff zu haben und dich selbst zu kontrollieren? Kämpfen ist Stress. Nichts als negative Erfahrung, die an dir zehrt und dir die Motivation und die Energie raubt. Dann ist deine volle Konzentration auf deine »Selbstkontrolle« gerichtet und du kannst einfach nicht aufhören, an den Schokoriegel, die Himbeertorte oder die Bratkartoffeln zu denken … bis du sie endlich bekommen hast. Ah, wie herrlich fühlt sich das an, wenn wir loslassen und uns endlich das gönnen, was wir so dringend wollen!

Alles ist erlaubt!

Vergiss einmal sämtliche Regeln und alles, was du so an Wissen über eine gute Ernährung angesammelt hast. Weg damit! Ab jetzt gilt: Alles ist erlaubt. Du brauchst dich nicht schlecht zu fühlen. Denn ab jetzt gibt es keine Verbote mehr für dich. Ab heute spielst du nach deinen eigenen Regeln und erlaubst dir, selbst die Regie über dein Essverhalten zu übernehmen. Ratschläge sind nur dann gut, wenn sie sich für dich ohne Druck und negative Gefühle umsetzen und ausleben lassen. Es ist entscheidend, dass du dich wohlfühlst mit deinem Verhalten. Ansonsten wirst du es nämlich nicht lange durchhalten und nur hoffen, dass es wie eine unangenehme Diät oder Kur bald vorbeigeht. Deswegen: Geh deinen eigenen Weg, nur er wird dich dauerhaft zu deiner Wunschfigur bringen. Du entscheidest, was du wann isst. Wesentlich ist nur, dass du es bewusst tust.

Probiere Neues!

Fordere deinen Geschmackssinn heraus, indem du ihn immer wieder überraschst. Sobald wir uns darüber bewusst werden, dass und was wir gerade essen, passiert über kurz oder lang automatisch etwas ganz Wunderbares: Wir entdecken unseren Geschmackssinn neu.

Hinein ins Schlaraffenland

In diesem Kapitel machen wir uns auf den Weg, aus dem Essen ein lustvolles Ritual zu machen und ihm unsere Achtsamkeit zu schenken. Lass jedes Essen zu einem kleinen Ereignis werden, indem du es zelebrierst und feierst. Wie das geht? Genieße, genieße, genieße! Mit all deinen Sinnen! Stürz dich in dein ganz persönliches Geschmacksabenteuer: Sei neugierig und offen, gib dich einer neuen Welt voller Genuss hin. Dies ist nicht nur sehr wesentlich für deine Motivation, sondern auch erstaunlich lohnenswert. Denn fernab von bekannten, bewährten und lieb gewonnenen Leibspeisen beginnt ein anderes, ein noch unbekanntes Paradies. Dein persönliches Schlaraffenland!

Denk doch einmal über folgende Fragen nach: Was habe ich noch nie gegessen? Was wollte ich schon immer mal probieren? Mit Sicherheit gibt es da so manches. Du hast also eine Aufgabe: nämlich, deinen Geschmackssinn zu neuem Leben zu erwecken und ihn zu schärfen, indem du bewusst isst und auch neue Lebensmittel in deinen Speiseplan mit aufnimmst.

Teste, koste, erkunde!

Lass den Supermarkt hinter dir und entdecke die Welt der zauberhaften kleinen Gemüse- und Feinkostläden. Was ist mit dem Käseladen an der Ecke, wolltest du da nicht schon immer mal rein? Hat der türkische Spezialitätenladen vielleicht etwas, das du noch nicht kennst? Gewürze aus 1001 Nacht? Geh auf den Wochenmarkt und erkundige dich nach dem saisonalen Angebot. Du wirst erstaunt feststellen, dass Erdbeeren oder Kirschen in ihrer ureigenen Saison so süß wie in der Kindheit schmecken. Genieße das Angebot aus der Region, genieße die Früchte und das Gemüse, das nicht tagelang unterwegs und vielleicht sogar eingefroren war.

Oder wolltest du schon immer eine bestimmte exotische Frucht probieren? Papaya, Drachenfrucht, Maracuja oder frische Kokosnuss? Dann tu es. Jetzt ist die Zeit dafür. Lass dir die Frucht auf der Zunge zergehen. Ist sie sauer? Ist sie süß? Versuch den Geschmack zu beschreiben. Erinnert er dich an irgendetwas? Wie fühlt sich das Fruchtfleisch auf der Zunge an? Sei dein eigener Genussmeister. Geh bei dir selbst in die Lehre und lerne durch bewusstes Erleben deinen Geschmacksinn und letztlich auch dich selbst neu kennen. Mach den Markt zu deinem Genussspielplatz. Probiere Neues, Unbekanntes. Mach dies mindestens einmal pro Woche.

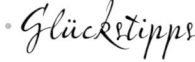

GENUSSVOLL ESSEN

- Lass Essen dein tägliches Ritual werden. Höre auf die Bedürfnisse deines Körpers: Brauchst du mehrmals am Tag kleine Portionen oder ist dir eher nach drei Mahlzeiten täglich? Geh auf den natürlichen Rhythmus deines Körpers ein. Dafür solltest du dein Essen gut planen.
- Zelebriere deine Mahlzeiten. Lass deine Augen die Speise zuerst wahrnehmen, ihnen folgt deine Hand, die jede Gabel bewusst zum Mund führt. Rieche bewusst, was du schließlich in deinem Mund schmeckst.
- Mit allen Sinnen zu essen zeigt dir ganz neue Erlebniswelten. Das merkst du besonders dann, wenn du einen deiner Sinne bewusst ausblendest. Verbinde dir einmal die Augen und lass dich nur von deiner Nase, deinen fühlenden Händen und deinem Geschmackssinn leiten.
- Zum Genießen gehört auch, dass du Einkaufen und Kochen sorgsam planst. Schreib dir eine Einkaufsliste. Kaufe frische und saisonale Lebensmittel und bereite sie möglichst noch am selben Tag zu.
- Nicht nur asiatisch schmeckt mit Stäbchen gut, auch Salat oder Spaghetti! Essen mit Stäbchen macht Spaß, entschleunigt und macht dich dadurch auch schneller satt: weil du Zeit hast wahrzunehmen, wann dein Magen voll ist.

Nahrung ist
LEBENSKRAFT UND LEBENSFREUDE

Wir essen, weil uns die Nahrung Energie schenkt. Wenn du dies genauer durchdenkst, wird sich dein Essverhalten allein dadurch rasch ändern. Denn dann weißt du plötzlich sehr genau, warum du nur das Beste essen willst. Denn alles, was wir zu uns nehmen, wird Bestandteil unserer Leistungsfähigkeit und Ausdauer, unserer Lebenskraft. Dein Körper versucht also alles zu verwerten und umzuwandeln: in neue Körperzellen, Muskeln, Wärme, in dein Denken und in deinen Herzschlag. Möchtest du deinen Körper da nicht mit der besten Energie versorgen?

Dein Körper gibt sein Bestes

Geh einmal gedanklich in deinen Körper. Stell dir vor, wie er für dich arbeitet. Jedes Organ steht dir und deinem Leben zur Verfügung. Es benötigt von dir nur die richtigen Stoffe, um bestmöglich funktionieren zu können. Dein Körper ist ein Wunder an differenziertem Zusammenspiel von Organen, Nerven, Zellen, Muskeln und so weiter. All dies kann nur klappen, wenn du ihm durch deine Ernährungsweise hilfst. Stell dir vor, wie du deinen Körper bei seiner lebenswichtigen Aufgabe unterstützt: indem du dich gut ernährst. Sei dir bewusst, dass dein Körper das Kostbarste ist, was du hast.

Nichts ist wichtiger als die Aufmerksamkeit darauf, womit du deinen Körper nährst. Wir beschäftigen uns also nicht länger damit, was wir nicht essen sollen, sondern damit, was wir unserem Körper zuführen können, damit er optimal arbeiten kann. Wenn wir einige Zeit ganz bewusst in die Vorstellung gehen, unseren Körper nur mit den besten Nährstoffen versorgen zu wollen, wird es uns schon bald ein ganz natürliches Bedürfnis sein.

Kleine Essrituale

Vielleicht erinnerst du dich an bestimmte Situationen aus deiner Kindheit: das Mittagessen nach der Schule, die Brotzeit deiner Familie am Abend oder den obligatorischen Sonntagsbraten. Damals stand das Essen im Kreise der Lieben wahrscheinlich im Mittelpunkt und war als fester Bestandteil in den Tagesablauf integriert. Empfindest du das heute als altbacken oder sehnst du dich manchmal danach zurück? Auch wenn es dir vielleicht aufgrund eines stressigen Jobs schwerfällt oder du es einfach vor lauter Ablenkung durch scheinbar dringendere Dinge immer wieder vergisst: Es lohnt sich, wenn du dir regelmäßig eine ähnliche Atmosphäre kreierst.

Übung

MEIN KLEINES ESSRITUAL

Achtsamkeit bedeutet, den Augenblick als das einzig jetzt Wichtige zu spüren. Das Jetzt zu riechen, zu schmecken, zu fühlen.

- Leg heute bei allem, was du isst, eine Achtsamkeitssekunde ein, in der du dir bewusst machst, was du gerade zu dir nimmst. Was siehst du, wenn du auf deinen Teller blickst? Was riechst du, wenn du die Augen schließt? Berühre die Speise vor dir – wie fühlt sie sich an? Was hörst du, wenn deine Finger darübergleiten? Welches Geräusch macht dein Essen in deinem Mund? Wonach schmeckt es genau? Süß, salzig …? Ist es fest oder weich?
- Frage dich auch: Was fühlt mein Körper, was spürt mein Herz?

Stell das Geratter in deinem Kopf ab und widme dich nur deiner Essenswelt. Es gibt gerade nichts Wichtigeres für dich.

Als ich anfing, bewusst zu essen und mir viel Zeit für meine Ernährung zu nehmen, nahm ich mit Leichtigkeit ab. Und da diese Zeit für mich keinen Mangel, sondern eine Bereicherung meines Lebens bedeutete, fällt es mir recht leicht, dieses neue wunderbare Gewicht zu halten. Und dennoch: Wenn ich bemerke, dass ich wieder in einen alten Trott verfalle, wende ich das kleine Essritual von Seite 29 an. Es funktioniert vorzüglich.

Das Essen als Zeit der Erholung

Plane deinen Tag so, dass du dir Ruheoasen schaffst, in denen du dein Essen bewusst zu dir nimmst. Dabei bleibt es dir überlassen, ob du lieber allein sein möchtest oder dich zum Essen mit einer Freundin triffst. In dieser Zeit gilt nur eins: Konzentriere dich auf das, was du in dich aufnimmst, und erlebe jeden Bissen ganz bewusst. Nimm dir Zeit. Schließe den Alltag, die Hektik, die Arbeit oder Ablenkungen durch den Fernseher oder Telefonate aus.

Glückstipps

GENUSSREGELN FÜR GESUNDES ESSEN

- Zelebriere das Essen als genussvolles Ereignis in deinem Leben. Dazu gehört bereits das Einkaufen frischer Lebensmittel, ebenso wie das Kochen und das Tischdecken.
- Plane feste Essenszeiten ein und halte diese auch ein.
- Mach das Essen zu einem Ritual in deinem Alltag, bei dem du deinem Körper etwas Gutes schenkst.
- Belohne dich durch achtsames Essen. Stell das Riechen, Schmecken und Kauen in den Mittelpunkt deiner Aufmerksamkeit. Genieße bewusst die Zeit, in der du deinen Körper mit neuer Energie versorgst.

Ich koche selbst

»Ich kann nicht kochen«, diesen Satz sagen viele von uns sehr oft. »Dafür habe ich keine Zeit« ist ebenso eine häufig gemachte Aussage. Dafür sitzen wir dann gern stundenlang vor dem Fernseher und sehen uns Kochsendungen an. Warum? Weil uns dieses Gefühl der Behaglichkeit, das beim Kochen entsteht, inzwischen verloren gegangen ist. Das Zubereiten von Essen ist nämlich keine Arbeit, sondern ein Erleben von Düften und Geschmacksrichtungen. Wir haben es nur vergessen. Vielleicht erinnerst du dich noch, wie die Wohnung oder das Haus in deiner Kindheit manchmal von wundervollen Düften durchzogen war und sich alle in einer freudigen Stimmung auf das gemeinsame Essen vorbereitet haben. Wenn wir nicht mehr selbst kochen, berauben wir uns dieser einmaligen Atmosphäre.

Kreativ und mit allen Sinnen

Bereite dir so oft es geht dein Essen selbst zu. Tu dies ganz bewusst und mit der Freude, etwas für dich zu tun. Erobere dir diese Welt zurück, auch wenn du vielleicht anfangs noch unbeholfen oder ängstlich bist. Kochen ist Ausdruck unserer Kreativität. Ob wir singen, tanzen, ein Musikinstrument spielen – oder eben kochen, es ist Lebensfreude pur. Die Rezepte ab Seite 35 belegen das doch sehr schön, oder?

Probier einmal aus, von jeder Zutat und deinen Gewürzen und Kräutern einzeln und mit wachen Sinnen zu kosten. Wie riechen und schmecken sie und was könnte noch dazu passen? Lass dich von deiner Intuition leiten. Sei kreativ. Manchmal überraschen gerade ungewöhnliche Kombinationen den Gaumen. Spitzenköche machen es genauso, auch sie probieren mit Freude immer wieder Neues. Geh in Kontakt mit deinen Gefühlen und Sehnsüchten. Woran erinnern dich manche Früchte, welche Bilder entstehen bei den einzelnen Düften?

Gemeinsam essen

Lade mindestens einmal pro Monat Freunde zum Essen ein. Gemeinsam zu essen lässt die pure Nahrungsaufnahme zu einem gesellschaftlichen Ereignis werden. Man verabredet sich. Man bereitet sich vor. Man tauscht sich aus. Man genießt gemeinsam. Lenke auch dabei immer wieder die Aufmerksamkeit ganz bewusst auf das Essen.

Wenn du es nicht gewohnt bist, Freunde einzuladen, ist dies erst recht ein Grund, es zu tun. Denn Freunde nähren unsere Seele. Mit Freunden fühlen wir uns reicher und erfüllter. Freunde schenken uns Glücksgefühle. Und dazu kommt: Wer glücklich ist, isst weniger.

Wenn du noch unerfahren im Kochen bist, dann sag gleich bei der Einladung, dass der Abend wohl für alle ein kleines Abenteuer werden wird. So könnt ihr gemeinsam lachen und der Druck lässt nach. Du musst nicht perfekt sein. Du musst nicht mit den Sterneköchen konkurrieren. Du musst es einfach nur tun: kochen und genießen.

Du kannst auch ein Spiel aus dem gemeinsamen Essen machen. Verrate den anderen beispielsweise nicht von Anfang an, welches Gewürz deiner Nachspeise eine interessante Note verleiht. Lass sie raten, was für Zutaten du verwendet hast. Und der Gewinner bekommt etwas.

Lass es sich entwickeln

Kochen kann sehr kreativ sein. Lass deiner Fantasie freien Lauf, probiere dich im Würzen aus. Wenn du keine spontanen Ideen hast, solltest du unbedingt die leckeren Rezepte im Buch ausprobieren. Eines Tages wirst du sie frei aus dem Kopf – oder dem Bauch heraus – zubereiten und variieren. Wenn du dich bewusst mit deiner Ernährung beschäftigst, wirst du bald einen sehr bunt gedeckten Tisch haben. Du wirst wissen, was dir guttut, und genau das so richtig genießen. Du wirst eine Vielfalt von Speisen essen und dennoch abnehmen. Und: Du wirst feststellen, dass du auch schneller »geschmacksgesättigt« bist, da deine Kost frisch und abwechslungsreich ist – so wie die vielfältigen Vorschläge in diesem Buch es zeigen.

Glückstipps

MAXIMALER GENUSS

- Ideal ist, wenn du deine Ernährung gleich für mehrere Tage oder eine ganze Woche im Voraus planst. An einem Tag, an dem du ausreichend Zeit hast, kannst du gleich mehrere Portionen kochen. Einen Teil kannst du dir am nächsten Tag aufwärmen oder für eine andere Gelegenheit einfrieren.
- Wenn du einen Garten oder einen Balkon hast, pflanze frische Kräuter und Gewürze oder vielleicht sogar auch Gemüse an. Die Liebe, die du in ihre Aufzucht steckst, schmeckst du später in den Gerichten, die du daraus zauberst.
- Deck dir den Tisch. Verwende schönes Geschirr, von dem du gern isst. Sei dir eine geschmackvoll hergerichtete Tafel wert. Vielleicht möchtest du eine Tischdecke auflegen? Eine Kerze anzünden? Das Auge isst bekanntlich mit.
- Achte darauf, dass dein Teller nicht zu groß ist. Auf einem großen Teller sieht dein Gericht automatisch kleiner aus. Ein kleiner Teller hingegen verleitet dich nicht, zu viel zu essen.
- Iss langsam und kaue jeden Bissen bewusst immer zehnmal mehr, als du es gewohnt bist. Spüre dem Geschmack in deinem Mund nach. Gib dich dem Gefühl der angenehmen Sättigung hin, das die Bissen in deinem Magen auslösen.

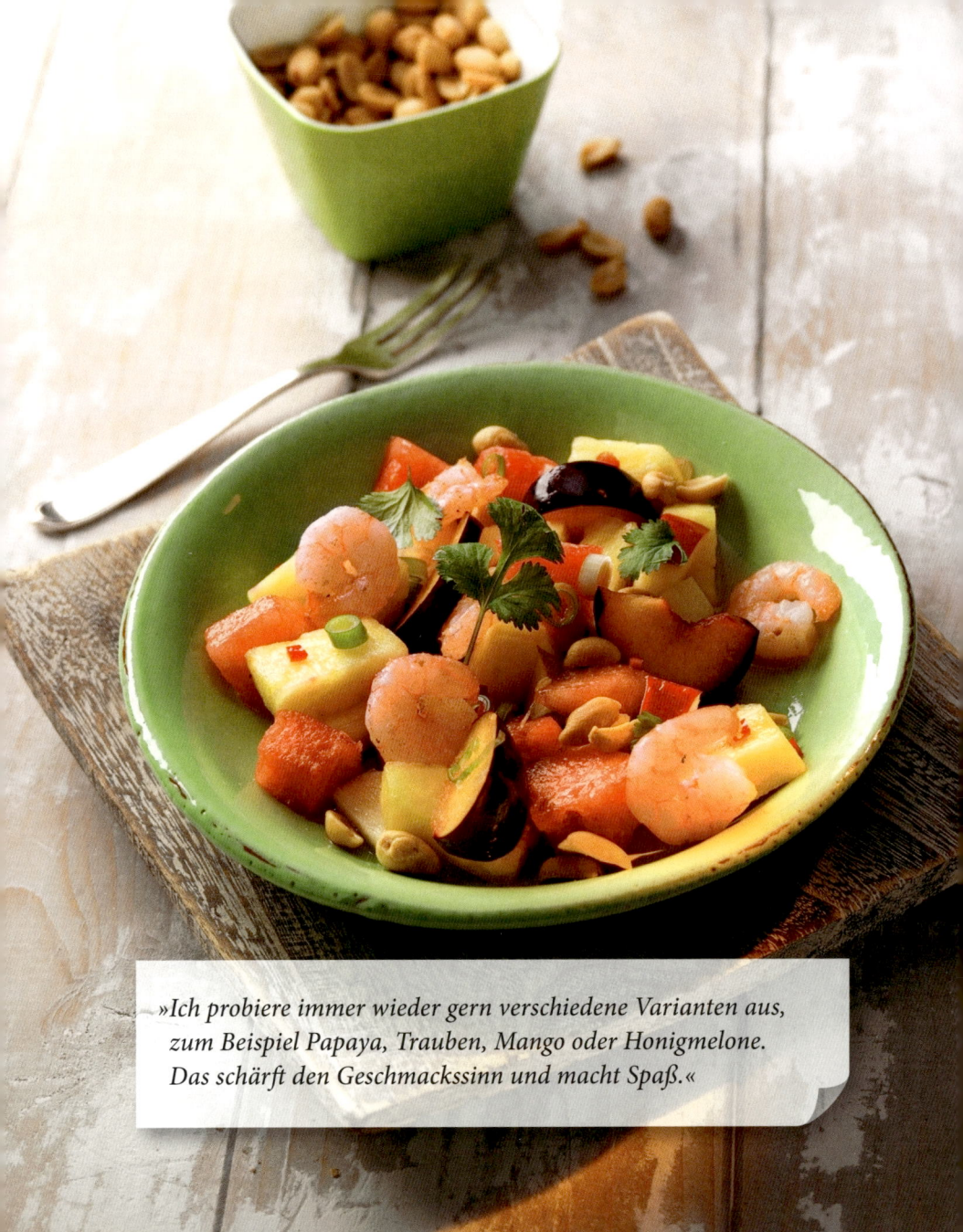

»Ich probiere immer wieder gern verschiedene Varianten aus, zum Beispiel Papaya, Trauben, Mango oder Honigmelone. Das schärft den Geschmackssinn und macht Spaß.«

Thai-Salat mit Krabben

*Süß, sauer, salzig und bunt – je mehr unterschiedliche und ungewohnte
Geschmacksnuancen ein Gericht bietet, desto intensivere Signale empfangen
unsere Geschmacksknospen auf der Zunge. Der Nebeneffekt:
Wir essen langsamer und bewusster. Das macht schlank.*

FÜR 2 PORTIONEN

Zubereitung: 30 Minuten

ZUTATEN

¼ Ananas
1 fester säuerlicher Apfel
1 reife Birne
2 rote Pflaumen
1 Stück Wassermelone (100 g)
2 Lauchzwiebeln
1–2 rote Chilischoten
100 g Krabben,
  geschält und gekocht
Saft von 1 Zitrone und
  1 Orange
2 TL Honig
Salz, weißer Pfeffer
2 EL gehackte
  Korianderblätter
2 EL gesalzene Erdnusskerne

❖ Ananas schälen, vom harten Strunk befreien und in Stücke schneiden. Apfel und Birne waschen, abtrocknen, vom Kerngehäuse befreien und in Stücke schneiden. Pflaumen waschen, entkernen und in Spalten schneiden. Melone schälen und würfeln. Lauchzwiebeln waschen, putzen und in Ringe schneiden. Chilischote waschen, putzen, entkernen und fein hacken. Alle vorbereiteten Zutaten in einer Schüssel vermischen. Krabben zugeben.

❖ Aus Zitronen- und Orangensaft, Honig, Salz, Pfeffer und Korianderblättern ein Dressing bereiten und mit den Salatzutaten vermischen. Kurz durchziehen lassen, mit den Erdnusskernen bestreuen und servieren.

Bananen-Kokos-Suppe

*Das Glück ist gelb: Bananen enthalten viel Tryptophan und Kohlenhydrate,
die unser Gehirn in Serotonin umbaut. Das scharfe Süppchen schmeckt süß
und sahnig – ganz ohne Zucker und tierisches Fett,
dafür mit vielen gesunden Biostoffen.*

FÜR 2 PORTIONEN

Zubereitung: 25 Minuten

ZUTATEN

1 kleine Zwiebel
1 Knoblauchzehe
1 rote Chilischote
1 EL Pflanzenöl
300 ml Kokosmilch
300 ml Gemüsebrühe
1 reife Banane
Salz, Pfeffer
1–2 TL Limettensaft
 (oder Zitronensaft)

✦ Zwiebel und Knoblauch schälen und fein hacken. Chilischote entkernen und in sehr feine Würfelchen schneiden. ½ TL Chiliwürfelchen beiseitestellen. Das Öl in einem Topf erhitzen und Zwiebel, Knoblauch und restliche Chiliwürfel darin anbraten. Mit Kokosmilch und Gemüsebrühe aufgießen. 5 Minuten kochen lassen.

✦ Die Banane schälen, in Scheiben schneiden und zugeben. Die Suppe mit dem Mixstab pürieren. Mit Salz, Pfeffer und Zitronensaft abschmecken und noch einmal kurz heiß werden lassen.

✦ Mit den beiseitegestellten Chiliwürfelchen garniert servieren.

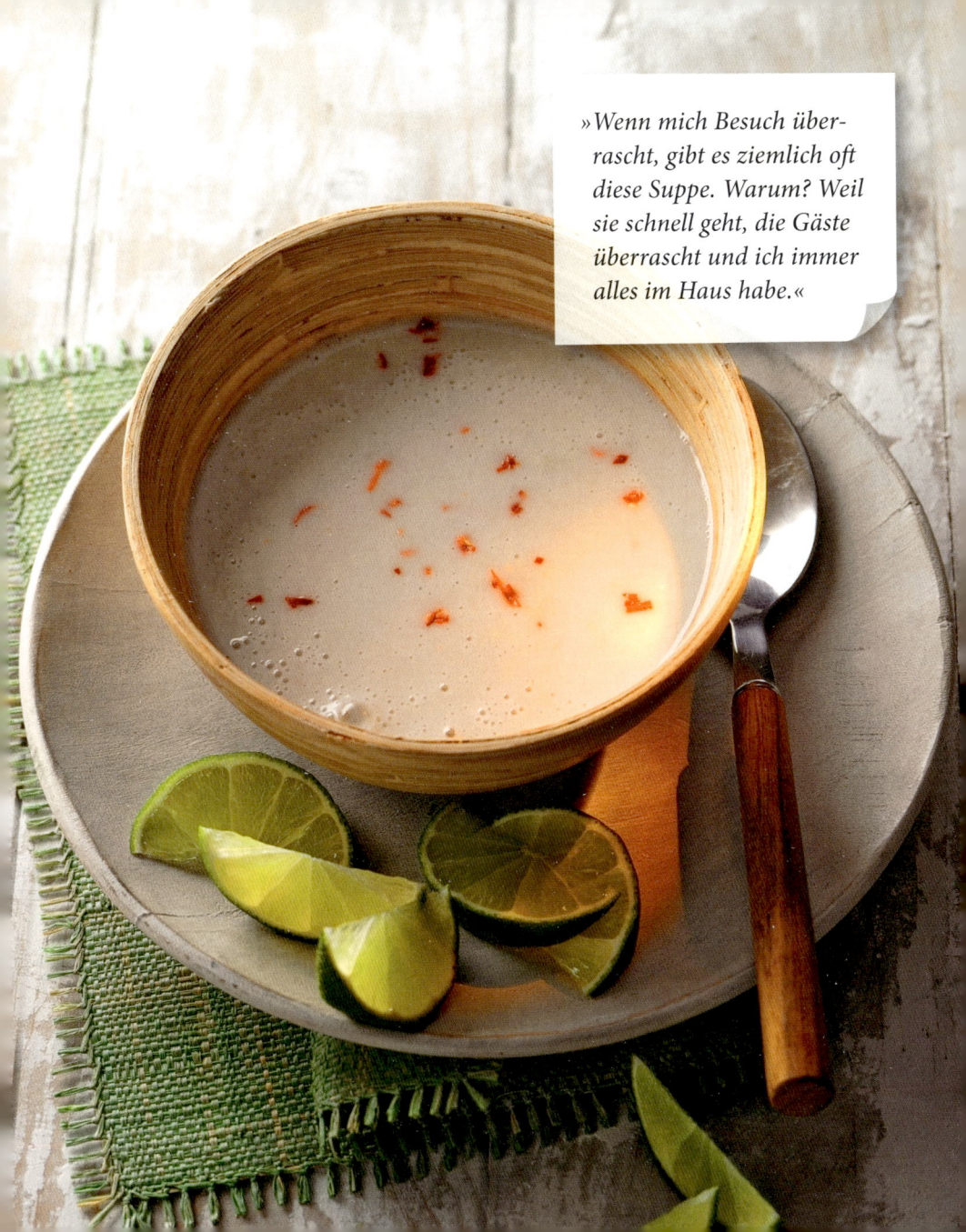

»Wenn mich Besuch über-
rascht, gibt es ziemlich oft
diese Suppe. Warum? Weil
sie schnell geht, die Gäste
überrascht und ich immer
alles im Haus habe.«

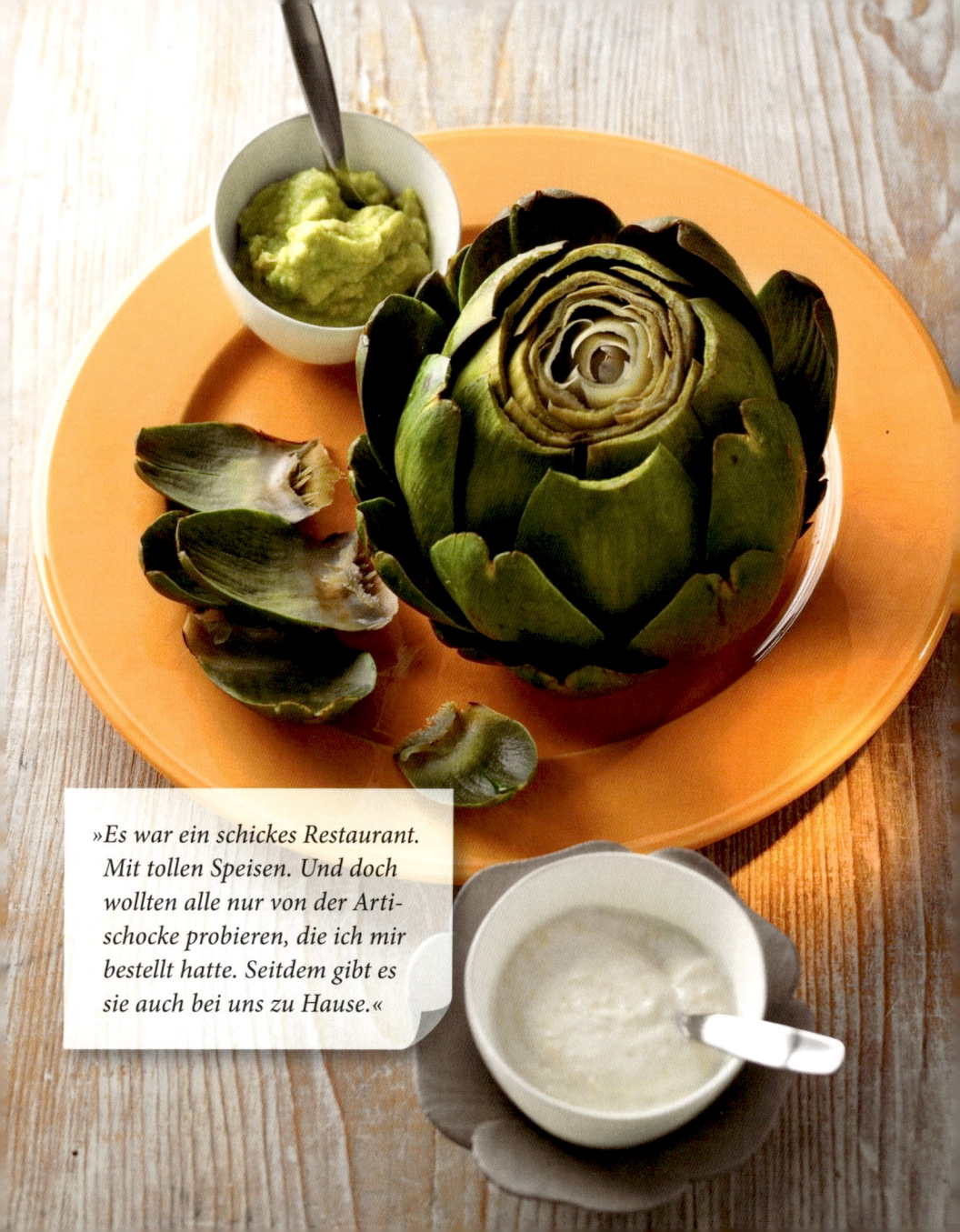

»Es war ein schickes Restaurant. Mit tollen Speisen. Und doch wollten alle nur von der Artischocke probieren, die ich mir bestellt hatte. Seitdem gibt es sie auch bei uns zu Hause.«

Artischocke
MIT AVOCADO- UND MANDELDIP

Die Artischocke hilft der Leber beim Entgiften und fördert die Fettverdauung.
Und mit dem Entblättern der Knospe und dem Abziehen des Fruchtfleisches sind
wir so lange beschäftigt, dass wir uns satt fühlen, ohne viel gegessen zu haben.

FÜR 2 PORTIONEN

Zubereitung: 10 Minuten
+ 40 Minuten Kochen

ZUTATEN

2 große Artischocken
1–2 TL Zitronensaft
Salz

FÜR DIE DIPS

1 Avocado
1–2 TL Zitronensaft
Salz, Cayennepfeffer
2 EL Frischkäse
2 EL Joghurt
1 EL gemahlene Mandeln
Salz, Pfeffer

✦ Die Artischocken waschen. Den Stiel so abschneiden, dass die Früchte plan im Topf sitzen können. Stielansatz sofort mit Zitronensaft beträufeln. Stachlige Blattenden kann man mit einer Schere kürzen.

✦ In einem Topf reichlich Salzwasser zum Kochen bringen. Einen Spritzer Zitronensaft zugeben und die Artischocken hineinsetzen. Deckel auflegen und die Artischocken etwa 40 Minuten kochen. Sie sind gar, wenn sich ein Blatt leicht herausziehen lässt.

✦ Während die Artischocken kochen, die Dips zubereiten. Für den ersten die Avocado schälen, den Kern entfernen und das Fruchtfleisch in Stücke schneiden. Mit Zitronensaft beträufeln und pürieren. Mit Salz und Cayennepfeffer kräftig würzen. Für den Mandeldip Frischkäse mit Joghurt und Mandeln cremig rühren. Mit Zitronensaft, Salz und Pfeffer abschmecken.

✦ Die Artischocken herausnehmen, abtropfen lassen, auf zwei Teller setzen und mit den Dips servieren.

Kichererbsentopf
MIT SÜSSKARTOFFELN

Eine Hülse fürs Glück: Kichererbsen kurbeln die Serotoninproduktion an. Sie enthalten eine Riesenportion Eiweiß und mengenweise wertvolle Mineralien. Dadurch machen sie für mehrere Stunden richtig satt. Außerdem sollen sie sogar gut gegen hohe Cholesterinwerte sein.

FÜR 4 PORTIONEN

Zubereitung: 40 Minuten

ZUTATEN

1 große Dose Kichererbsen
3 Knoblauchzehen
1 große Zwiebel
1 großes Stück Ingwer
1 Süßkartoffel (etwa 400 g)
4 reife Tomaten
3 EL Pflanzenöl
3 TL Ras el Hanout (orientali-
  sche Gewürzmischung,
  oder je ½ TL Kreuzkümmel,
  Zimt, Koriander, Kurkuma,
  Muskatnuss, Kardamom)
1 EL Tomatenmark
etwa ¾ l Gemüsebrühe
Salz, Cayennepfeffer

❖ Die Kichererbsen in ein Sieb gießen, mit kaltem Wasser abbrausen und abtropfen lassen. Knoblauch, Zwiebel und Ingwer schälen und fein schneiden. Die Süßkartoffel schälen und in Würfel schneiden. Die Tomaten abwaschen und klein schneiden, dabei den Stielansatz entfernen.

❖ Das Öl in einem großen Topf erhitzen. Knoblauch, Zwiebel und Ingwer darin andünsten. Ras el Hanout beziehungsweise Gewürze zugeben und anbraten, bis sie duften. Tomatenmark, Kartoffel und Tomaten zugeben. Die Brühe angießen, Kichererbsen zugeben und aufkochen. Deckel auflegen und bei mittlerer Hitze etwa 20 Minuten kochen lassen. Mit Salz und Cayennepfeffer abschmecken.

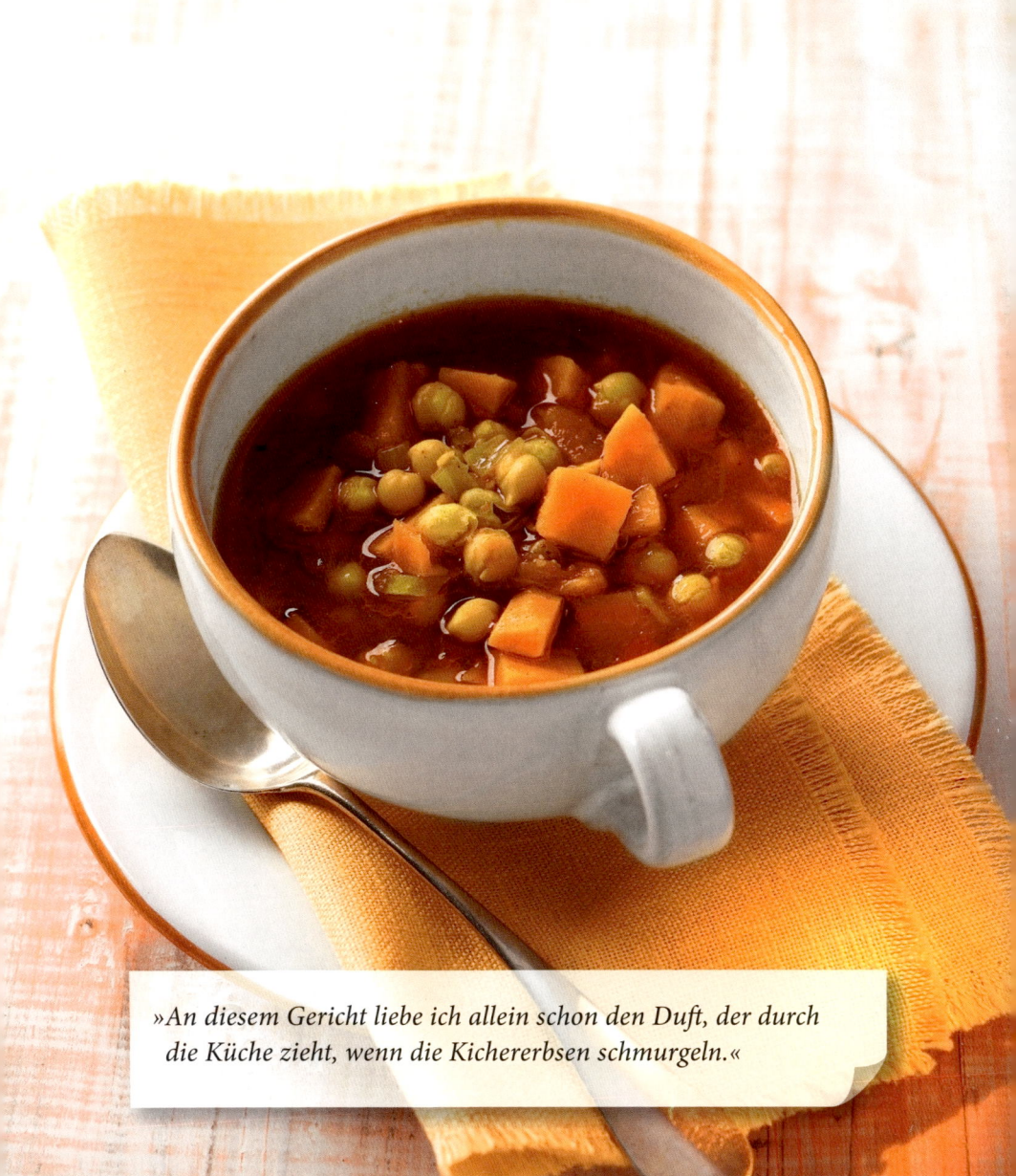

»An diesem Gericht liebe ich allein schon den Duft, der durch die Küche zieht, wenn die Kichererbsen schmurgeln.«

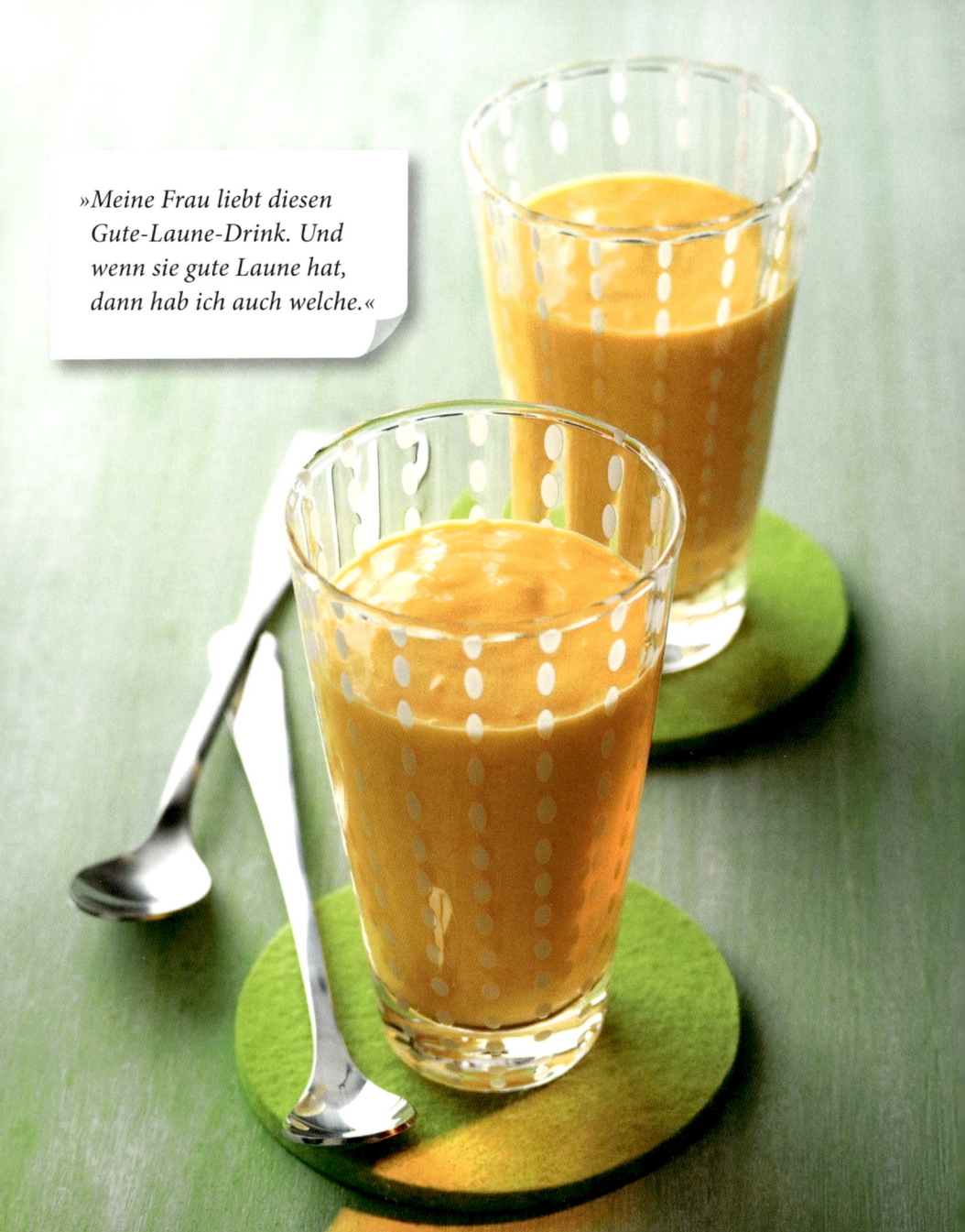

»Meine Frau liebt diesen
Gute-Laune-Drink. Und
wenn sie gute Laune hat,
dann hab ich auch welche.«

Mango-Lassi

Lassi ist ein sämiges Getränk aus Joghurt oder Milch und Früchten –
eine gesunde und kalorienarme Zwischenmahlzeit, die dem ganzen Körper
einen Energiekick gibt. Das Kalzium in Milch oder Joghurt sorgt dafür,
dass das Fett besser abgebaut oder verbrannt wird. Und Milchkalzium
verhindert sogar, dass das Fett im Köper eingespeichert wird.

FÜR 2 PORTIONEN

Zubereitung: 15 Minuten

ZUTATEN

1 reife Mango
250 g Joghurt
150 ml Milch
1 Prise gemahlener
  Kardamom
einige Tropfen Stevia

✤ Die Mango schälen und das Fruchtfleisch sorgfältig vom Kern schneiden. Zusammen mit Joghurt, Milch, Kardamom und 150 ml kaltem Wasser im Mixer zu einem schaumigen, sämigen Getränk mixen. Wer es süßer mag, mischt noch ein, zwei Tropfen Stevia darunter.

✤ Das Lassi auf zwei Gläser verteilen und sofort servieren.

Variante: Bananen-Lassi

STATT MANGO UND
KARDAMOM

2 reife Bananen und
½ TL Zimt

✤ Das Bananen-Lassi wird wie das Mango-Lassi zubereitet: Anstelle der Mango die Bananen schälen und untermixen, zum Würzen statt Kardamom Zimt verwenden.

Orangensalat
MIT FEIGENCREME

Getrocknete Feigen sind kleine Energiebomben, die neben vielen Mineralien auch durch ihren Basenüberschuss so wertvoll sind. Die natürliche Süße erfreut unseren Gaumen und in Kombination mit Orange und Granatapfel kommen hier frische Vitamine dazu.

FÜR 2 PORTIONEN

Zubereitung: 20 Minuten
+ 30 Minuten Kühlen

ZUTATEN

3 Orangen, davon min-
    destens 1 Bio-Orange
Saft von ½ Zitrone
8 getrocknete,
    weiche Feigen
je 4 EL Sahne und Milch
eventuell 1–2 EL Granat-
    apfelkerne

✤ Zwei Orangen mit einem scharfen Messer schä-len, sodass auch die weiße Haut entfernt wird. Die Orangenfilets zwischen den weißen Trennhäuten herausschneiden, dabei über einem Teller arbeiten und den abtropfenden Saft auffangen. Den Zitro-nensaft und den aufgefangenen Orangensaft mit den Orangenfilets vermischen.

✤ Die Feigen klein schneiden, dabei harte Stellen entfernen. Feigen mit Sahne und Milch im Mixer pürieren. Die Bio-Orange waschen und abtrocknen. Die Schale abreiben und zur Feigencreme geben. Den Saft auspressen und so viel davon unter die Feigencreme rühren, dass eine feste, aber cremige Masse entsteht. Mindestens 30 Minuten kühl stellen.

✤ Aus der Feigencreme mit zwei Esslöffeln vier No-cken formen. Je zwei Nocken in die Mitte von zwei Desserttellern setzen. Darum herum die Orangen-filets mit dem Saft anrichten. Das Dessert eventuell mit den Granatapfelkernen bestreuen und servieren.

44

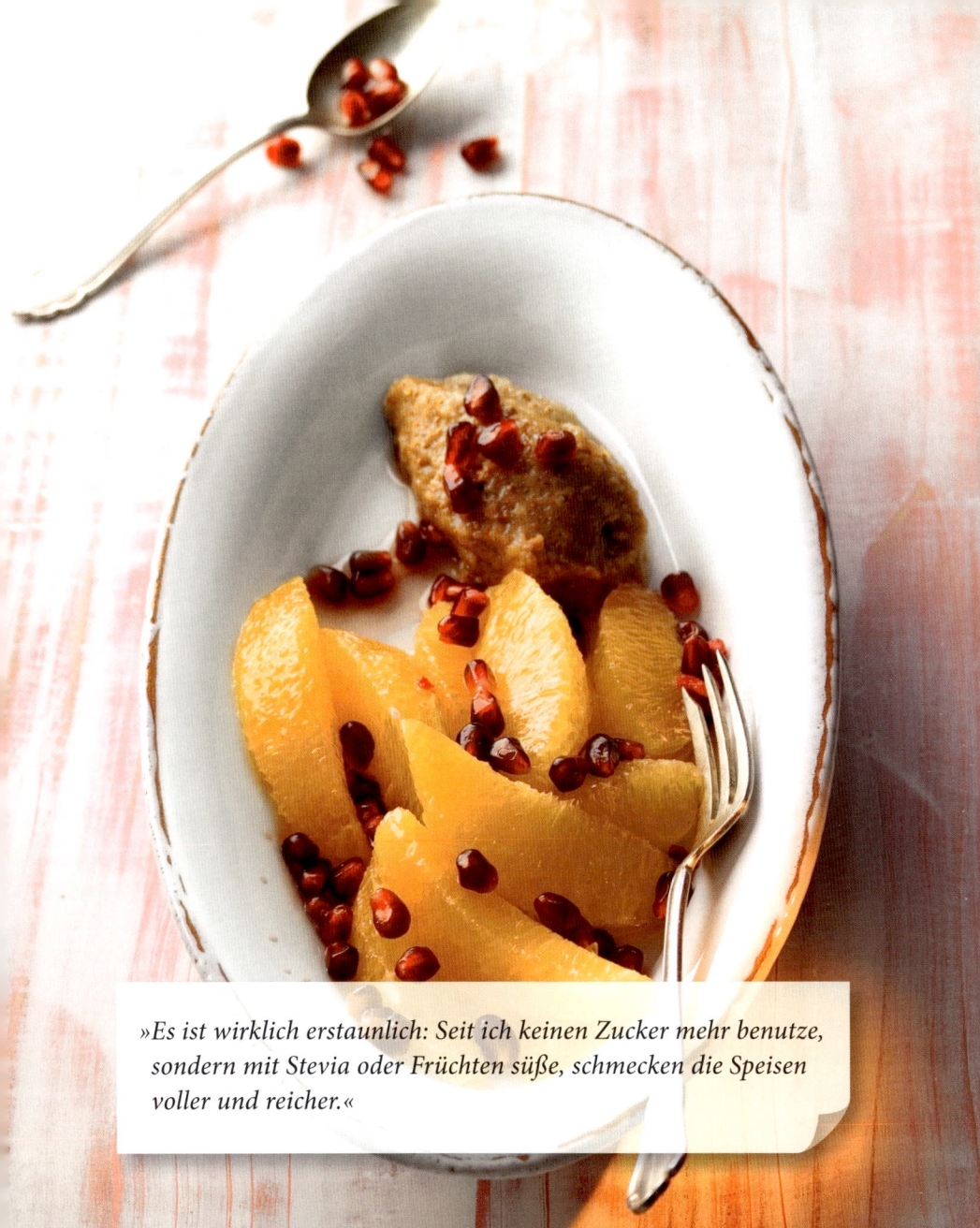

»Es ist wirklich erstaunlich: Seit ich keinen Zucker mehr benutze, sondern mit Stevia oder Früchten süße, schmecken die Speisen voller und reicher.«

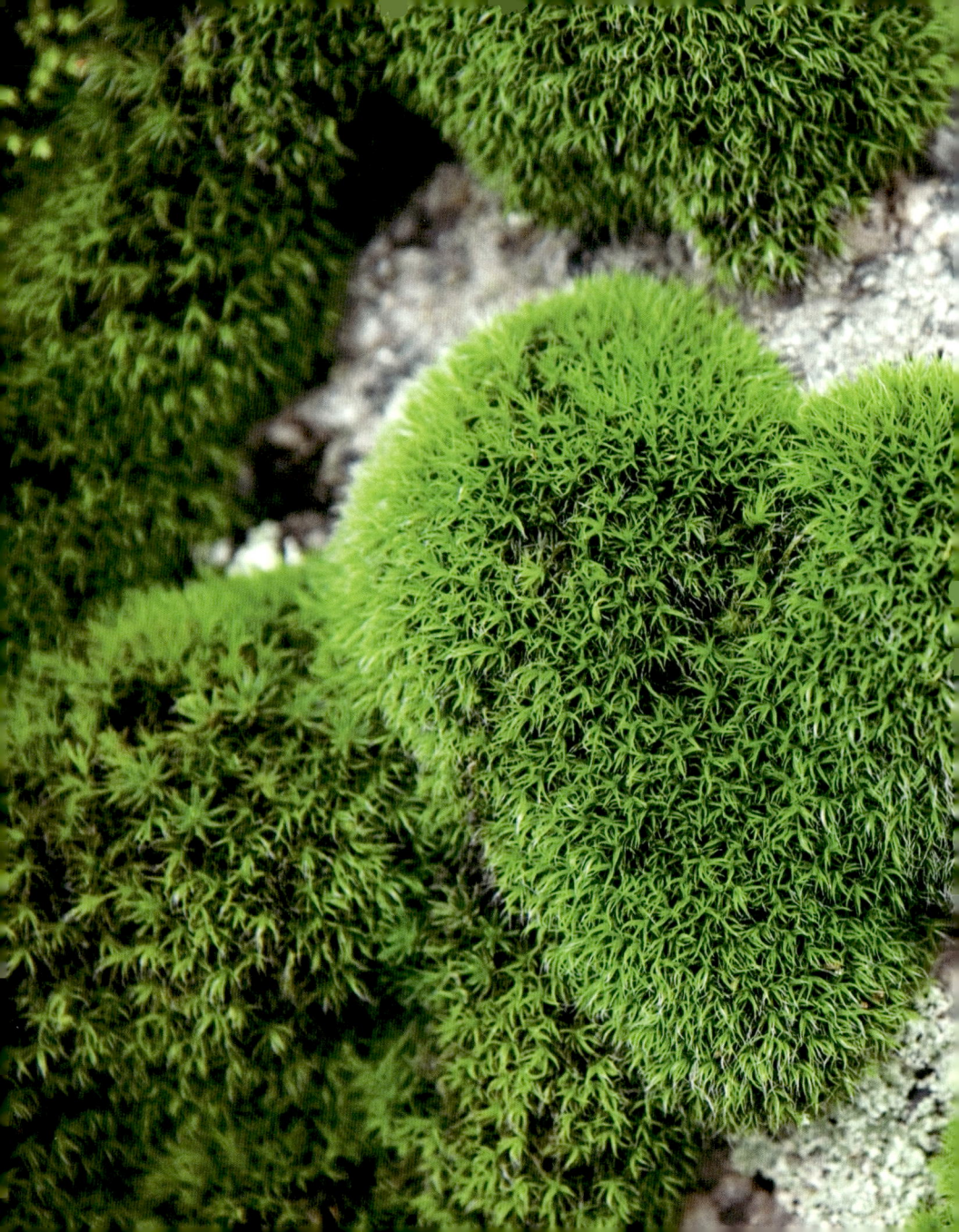

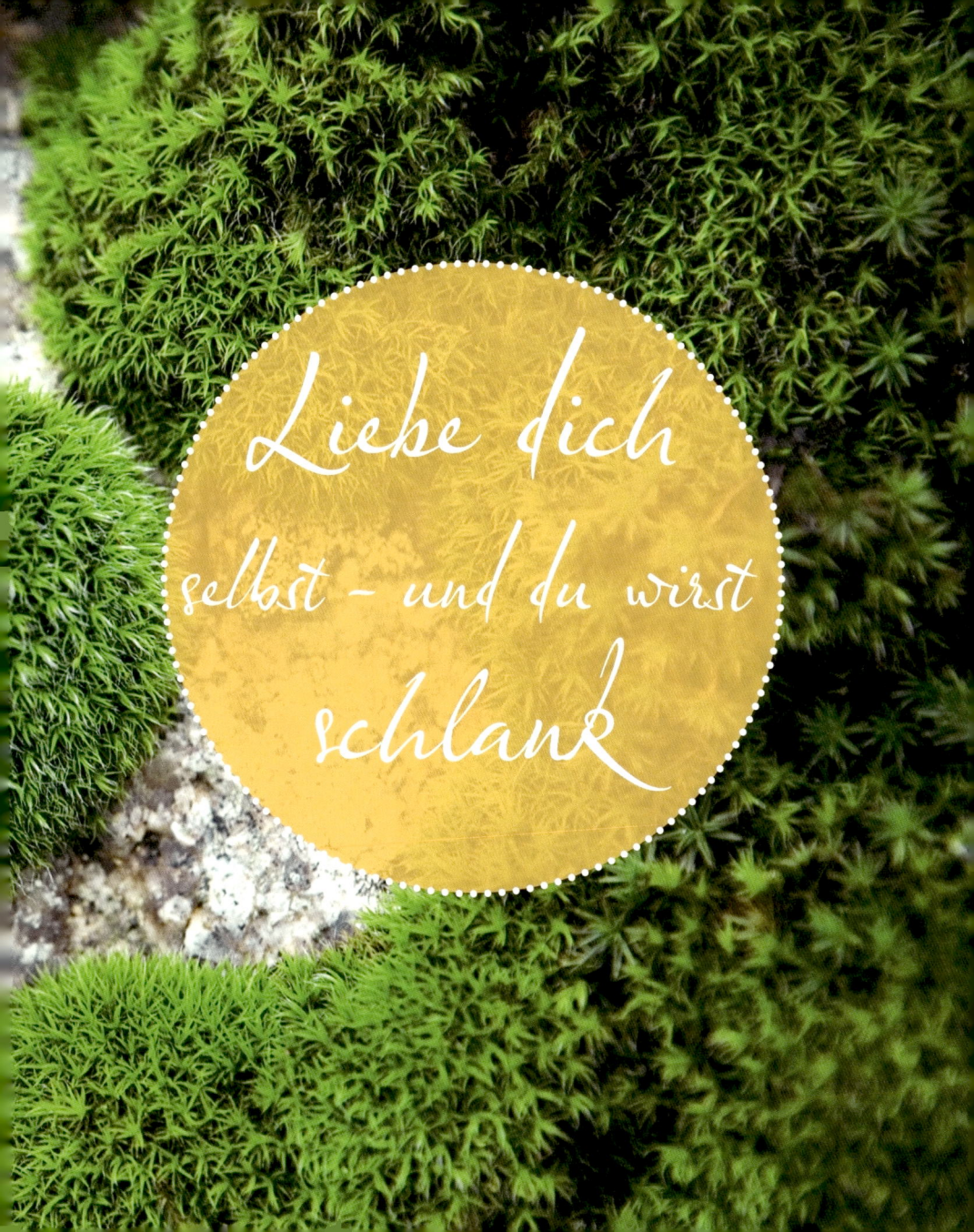

Liebe dich selbst – und du wirst schlank

Nähre deine Seele

Was hat Selbstliebe mit dem Schlanksein zu tun? Jede Menge! Ohne geht es nicht. Wer sich selbst nicht liebt, wird keinen gesunden, schlanken, anmutigen Körper haben. Aber der Reihe nach …

Wie wir bereits wissen, können wir mit unserer mentalen Kraft so einiges bewirken. Aber können wir mit unserem Denken auch ganz direkt auf den Körper einwirken? Die Antwort dürfte erstaunen. Die renommierte Zellbiologin Joyce Hawkes beispielsweise hat etwas Großartiges entdeckt. Sie hat festgestellt, dass wir tatsächlich durch innere Bilder und Gedanken wirkungsvoll mit unseren Zellen kommunizieren können und dass die Zellen von Patienten deutliche Heilreaktionen zeigen, wenn sie durch positive innere Bilder und Gedanken stimuliert werden.

Mentale Kraft für den Körper

Unsere Zellen reagieren auf unsere Gedanken. Jedes Organ, jeder Muskel, jede Sehne besteht aus Millionen von Zellen. Insgesamt besitzen wir mehr als hundert Billionen Zellen, die sich ständig erneuern. Unaufhörlich sterben alte Zellen ab und neue entstehen. Sie entwickeln sich nach ihrem eigenen Lebensplan und: nach unseren Überzeugungen und inneren Bildern. Wenn wir uns als nicht schön betrachten, als nicht liebenswert, als hässlich oder alt, geben wir diese Informationen an unsere Zellen weiter, die sich nach dieser Vorgabe richten.

Mittlerweile weiß man sogar, dass sich auch unsere DNA durch unsere Überzeugungen und Gedanken verändern kann, indem diese mittels sogenannter Ein- und Ausschalter bestimmte Teile der Erbsubstanz lahmlegen und andere Teile aktivieren. Wir haben also einen mentalen Einfluss auf unseren Körper. Jetzt gilt es nur noch herauszufinden, auf welche Weise wir diesen Einfluss normalerweise nutzen und wie wir das Ganze in unserem Sinne optimieren können.

Wenn die Seele hungert, isst der Körper

Mangelnde Selbstliebe zeigt sich in mangelndem Körperbewusstsein. Wie gern bekommen wir von anderen Menschen Anerkennung! Wie oft hoffen wir auf Worte des Zuspruches. Oder gar der Liebe. Nicht selten klammern wir uns an kleine Zeichen der Wertschätzung wie Ertrinkende an einen Strohalm. Wenn wir von anderen Liebe fordern, zeigt dies in erster Linie unser Mangelbewusstsein. Wir mögen uns nicht sonderlich und hoffen auf Rettung von außen.

Vor allem aber machen wir uns, wenn wir nach Worten oder Gesten der Zuneigung hungern, abhängig. Wir werden immer unselbstständiger. Wir ruhen nicht in uns. Wir werden zum Spielball anderer und lassen zu, dass sie die Macht über uns haben.

Wir sind abhängig von den Launen und der Willkür anderer. Unsere berechtigte Angst ist, dass sie uns ihre Liebe jederzeit wieder entziehen können. Jederzeit können sie uns wieder ins Abseits befördern.

Einsame Rollenspiele

Und so tun wir schließlich alles, um uns diese Anerkennung zu erhalten. Wir verbiegen uns und schlüpfen in die Rolle, die von uns erwartet wird. Wir verlassen uns selbst und behaupten, jemand anderer zu sein. Das hat einen großen Nachteil. Denn von nun an wird diese Person geliebt, die wir vorgeben zu sein, und nicht mehr wir selbst mit unserem wahren Wesenskern. Das schmerzt. Nicht so sein zu dürfen, wie wir sind, verletzt uns zutiefst. Unsere Seele hungert. Und da wir diesen Hunger nicht länger spüren wollen, lassen wir den Kontakt zu unserem Inneren immer mehr verkümmern. Mit der Zeit verlieren wir schließlich den Zugang zu unserem tiefsten Wesenskern. Der Verlust an der eigenen Persönlichkeit zwingt uns regelrecht, nach anderen Erfolgserlebnissen zu suchen. Wir wollen uns spüren, wollen belohnt und geliebt werden – und kompensieren unseren Mangel dann gern übers Essen.

An dich zu glauben – das ist deine Aufgabe

Wenn wir den Glauben an uns verloren haben, dann können wir uns selbst nicht lieben. Wir glauben nicht mehr, dass wir wundervoll sind. Wir erhoffen uns, dass andere uns diesen Glauben zurückgeben. Das wird jedoch nicht geschehen. Denn wenn wir nicht an unsere Einzigartigkeit glauben, versuchen wir in der Masse ein Zuhause zu finden. Wir laufen dann gern mit der Gruppe mit und wollen vor allem nicht anecken. Wir versuchen so zu sein wie alle anderen. Gern lachen wir über Witze, die gar keine sind, nur um zu gefallen, und umgeben uns mit Menschen, die uns überhaupt nicht berühren.

Wenn wir aber nicht mehr einzigartig sein dürfen, sind wir auch nicht mehr erfüllt. Nicht beseelt. Nicht inspiriert. Wir trauen uns immer weniger zu, treffen auf Menschen, die uns klein halten, werden verzagt, unsicher und versuchen uns mit dem abzufinden, was für uns übrig geblieben ist. Genaugenommen ist das Leben irgendwie einsam und leer geworden.

Dabei haben wir einfach nur vergessen, wie einzigartig wir bereits sind und immer waren. Jeder von uns ist außergewöhnlich. Jeder strahlt eine ganz eigene, besondere Schwingung aus. Aber wir zeigen uns nicht in unserer ganzen Größe. Wir glauben, dass wir in dieser Welt nichts bedeuten. Für niemanden. Nicht einmal für uns selbst. Und da wir nicht wirklich vorhanden sind, kann jeder in unserem Leben herumpfuschen und uns sagen, wie wir zu sein hätten. Jeder darf kommen und uns zurechtbiegen, wie es ihm gefällt.

Dein Leben gehört in deine Hände

Du kannst den Glauben an dich zurückgewinnen. Jeder von uns ist einzigartig. Du weißt das. Jeder von uns ist außergewöhnlich. Du kannst das tief
in dir spüren. Jeder hat seine ganz persönlichen Stärken und Schwächen.
Seine ganz persönlichen Fähigkeiten und Merkmale. Das macht jeden von
uns zu einem besonderen, liebenswerten Menschen. Wenn du wieder auf die
Suche nach deiner Einzigartigkeit gehst, wird die Liebe sich dir in all ihren
Wesenszügen öffnen. Und noch etwas geschieht: Wenn du beginnst, dich
wieder selbst zu lieben und wertzuschätzen, erhöhst du dein Zellbewusst-
sein. Und da du aus Billionen von Zellen bestehst, wirkst du so direkt auf
deine Schönheit, deine Ausstrahlung und Erscheinung ein. Nimm Einfluss
auf deine Zellstruktur – durch deine Liebe zu dir selbst.

····· *Übung* ···

VISUALISIERUNGSÜBUNG AUF DEM WEG ZU DEINER WUNSCHFIGUR

- Bei dieser einfachen Übung zur Selbstliebe leg deine Hände
  auf die Partien, die du gern verändern möchtest. Stell dir vor,
  wie sich alle blockierten festgesetzten Energien zu bewegen
  beginnen. Stell dir vor, wie deine Zellen unnötiges Fett zu
  lösen beginnen und es wieder freigeben.
- Male dir in Gedanken aus, wie wundervoll sich die betreffen-
  de Partie entwickelt. Meditiere und denke in deinen Körper
  hinein. Geh in die bildliche Vorstellung, wie alles weich und
  warm wird und wie Eis zu schmelzen beginnt. Du konzentrierst dich auf den Wunsch, lästiges Fett loszuwerden. Alles
  Überflüssige wird von deinem Körper abtransportiert.

Liebe dich schlank

Was wir denken, werden wir. Auch körperlich. Unsere Zellen folgen den Vorgaben unserer Gedanken und Meinungen über uns selbst. Wenn wir uns nicht lieben, lieben wir auch unseren Körper nicht. Wir mögen ihn dann nicht sonderlich und geben ihm unterschwellig Hinweise, sich künftig auch in diese unschöne Richtung zu entwickeln. Schon bald bestätigt er uns durch seine Erscheinung unsere negativen Gedanken über ihn.

Selbstliebe ist auch die Weise, wie wir uns selbst betrachten. Und damit kommen wir zu unserer wesentlichsten Frage. Was für eine Meinung hast du von dir? Schenkst du dir selbst Anerkennung und Achtung oder versuchst du dir dieses Selbstwertgefühl durch andere zu beschaffen? Behandelst du dich gut? Achtest du deinen Körper und streichelst du deine Seele? Oder hungerst du nach Liebe?

Du zeigst anderen, wie du behandelt werden möchtest

Möchtest du geliebt werden? Dann liebe dich selbst. Möchtest du gut behandelt werden? Dann behandele dich selbst mit größter Wertschätzung. Wenn du dich gehen lässt, wirst du immer auf Menschen treffen, die dich ebenfalls nicht sonderlich gut behandeln werden. Hört sich nach einer ziemlich doofen Abwärtsspirale an, oder? Du magst dich nicht besonders, triffst auf Menschen, die dich darin bestätigen, und nun magst du dich noch weniger. Auf Wiedersehen, Selbstvertrauen.

Der Ausgangspunkt zur Liebe – auch der Liebe zur dir selbst – liegt immer nur bei dir. Nicht bei den anderen. Nicht bei deinem Partner, deinen Eltern oder deinen Freunden. Nicht bei deinem Umfeld oder deiner Vergangenheit. Hör auf, darauf zu warten, dass andere dir helfen werden. Sie werden es nicht tun. Sie lieben dich, wenn du dich selbst liebst. Beginne dich wieder zu achten. Zeige anderen, wie liebevoll du mit dir selbst umgehst.

Verschenke Anerkennung und Liebe

Wenn wir uns selbst nicht so gut annehmen können, gibt es einen sehr einfachen Trick. Eigentlich ist dies die beste Schnellstraße auf dem Weg zur Selbstliebe. Wenn du anfängst, andere zu respektieren und zu akzeptieren, dann wirst auch du respektiert und akzeptiert. Denke daran, unsere Umwelt spiegelt immer uns selbst.

Gib anderen Anerkennung und Liebe! Und du wirst sie nicht nur erhalten, sondern durch die Bestätigung der anderen auch in dir entwickeln. Wenn wir anderen geben, erhalten wir. Und wenn wir erhalten, können wir genau daraus auch Respekt und Akzeptanz uns selbst gegenüber entwickeln. Wenn du diesen Grundstein in dir legst, dann entwickelt sich in dir der nächste wichtige Schritt: der Schritt zur Selbstliebe.

Wollen wir nur erhalten, werden wir auf Menschen treffen, die ebenso zurückhaltend im Verschenken von Liebe sind. Vielleicht kommt dir das ja bekannt vor: Fordert deine Umwelt nur von dir? Dann erlöse dich selbst aus festgefahrenen Gedankenmustern. Befreie dich von falschen Meinungen über dich selbst und schenke deiner Umwelt deine Achtung und Anerkennung.

Liebe verbindet, Selbstliebe erlöst

Über die Liebe zu anderen findest du die Liebe zu dir. Hast du die Liebe in dir gefunden, wirst du dich mit Menschen umgeben, die ebenfalls die Liebe in sich selbst entwickelt haben. Du wirst auf freie, selbstbewusste Menschen treffen, die jede Andersartigkeit als persönlichen Freiraum betrachten und jeden anderen so sein lassen können, wie er ist. Gib dir die innere Erlaubnis, einzigartig zu sein. Wenn du einzigartig sein darfst, dürfen es auch alle anderen. Dann gibt es keinen Grund mehr, andere in ihrem Sein zu begrenzen. Wenn du dir erlaubst, einzigartig zu sein, dann ändert sich auch deine Einstellung zu deinem Umfeld: zu deinen Freunden, deinen Bekannten, deiner

Familie, deinen Kollegen, deinen Eltern, deinen Großeltern. Jeder von ihnen ist einzigartig. Sie haben eigene Gedanken, eigene Ansichten, eigene Meinungen. Sie haben einzigartige Möglichkeiten gefunden, ihr Leben zu leben.

Manchmal verstehen wir diese Art der Einzigartigkeit nicht. Manchmal können wir sie nicht nachvollziehen. Das müssen wir auch gar nicht. Wir brauchen sie nur respektvoll anzuerkennen. Wir alle sind wundervolle Originale. Dieser Respekt und die Anerkennung, die du anderen entgegenbringst, werden sehr bald auch dir entgegengebracht werden. Wenn du akzeptierst, dass du einzigartig sein darfst, werden auch andere dies akzeptieren.

Und damit ist der wesentlichste Schritt gemacht. Der größte Schritt, um die Tür zu dir selbst zu öffnen. Endlich bekommst du all die Anerkennung von anderen, all die Zuneigung, all die Achtung. Hast du nicht genau danach gehungert? Und damit sind wir wieder beim Körper: Wenn du deine Seele gut nährst, wirst du nichts mehr länger über deinen Gaumen kompensieren.

Übung

ENTDECKE DICH

Willst du dich auf den Weg zur wahren Selbstliebe machen, solltest du dich auf die Suche nach dir selbst begeben. Vielleicht wirst du überrascht sein, was alles zum Vorschein kommen wird. Schreib dir die Antworten, die du auf die folgenden Fragen entdeckst, am besten in dein Wunschfigur-Buch:

- In welcher Hinsicht bist du einzigartig?
- Was macht dich aus?
- Welche Ecken und Kanten an dir sind liebenswert?
- Welche Hoffnungen und Sehnsüchte machen dich aus?
- Welche Schwächen und Stärken an dir kannst du akzeptieren?

Vergebung erleichtert

Wenn wir stark verletzt wurden, können wir meist nicht so leicht vergeben. Wer nicht vergeben kann, entwickelt aber oftmals einen gewaltigen Hunger. Und es gibt noch einen Aspekt, der nicht unerwähnt bleiben sollte: Wenn wir einen großen seelischen Hunger nach dem Zuspruch anderer haben, kann es sein, dass uns das Gefühl der Ablehnung bereits seit langer Zeit bekannt vorkommt. Sehr oft wissen wir, wie es ist, wenn uns plötzlich der Boden unter den Füßen weggezogen wird.

Vielleicht hast du auch irgendwann in deinem Leben den sicher geglaubten Halt verloren. Vielleicht bist du noch immer traurig oder verletzt, dass man dich so behandelt hat. Wahrscheinlich gibt es dann auch Menschen in

······ *Übung* ···

VERGEBUNG MACHT LEICHT UND FREI

Überleg dir, wem du grollst. Wem hast du bis heute nicht vergeben? Von welchen Verletzungen hast du dich noch nicht gelöst?

- Nimm dir den Menschen vor, dem du am leichtesten vergeben kannst. Bedanke dich in Gedanken für die gemachten Erfahrungen. Du brauchst dem anderen dabei nicht Recht zu geben. Es war wahrscheinlich nicht in Ordnung, wie man dich behandelt hat. Aber du entscheidest nun weiterzugehen. Du schneidest das Band von Groll und Wut durch und entlässt diesen Menschen aus deinem Leben. Denn nun beginnt ein neues Leben. Dein ganz eigenes.
- Rede liebevoll mit deinen Zellen. Sag ihnen, dass du nun voranschreitest. Frei und unabhängig. Und spüre, wie es dich befreit, längst vergangene Dinge losgelassen zu haben.

deinem Leben, denen du nicht vergeben kannst. Du hast ihnen vielleicht geglaubt und wurdest enttäuscht.

Möglicherweise hast du Enttäuschungen in deinem Leben mit übermäßigem Essen kompensiert. Vielleicht suchst du auch Sicherheit, indem du noch immer einen körperlichen Schutzwall um dich herum errichtest.

Vergeben entlastet. Wenn wir vergeben, fühlen wir uns wieder frei und können uns erneut dem Leben öffnen. Wenn wir vergeben, tun wir das nie für andere, sondern immer nur für uns. Wir müssen es den anderen nicht einmal mitteilen. Wir entscheiden einfach, dass die Vergangenheit uns nicht länger fesseln soll. Wir lassen Altes los. Wir legen unseren schweren Rucksack ab. Wenn wir dies tun, fühlen wir uns nicht nur frei und leichter, wir werden es auch körperlich. Vergeben ist ein Turbo auf dem Weg zu unserem Traumgewicht. Vielleicht hast du Lust, es einmal auszuprobieren?

Sich in die Resonanz der Liebe begeben

Es gibt eine ganz besonders schöne Möglichkeit, Liebe für sich selbst zu entwickeln: Wir gehen in Resonanz mit der Liebe, die uns umgibt. Um sich wieder mit diesem Gefühl zu verbinden, ist es gut, sich die verschiedenen Aspekte der Liebe bewusst zu machen. Denn wir sind viel öfter mit der Liebe verbunden, als wir ahnen.

Liebe in all ihrer Vielfalt

Die Liebe findet sich in vielen Dingen. Nicht immer sehen wir hinter ihre Verkleidung. Jeder von uns kennt natürlich die erste Liebe und die erotische Liebe, die sich in Form von körperlicher Anziehungskraft zeigt. Ein zarter Kuss, Händchenhalten, ein Lächeln, das betört. Für viele sind dies Zeichen von Liebe. Für andere sind es zwei alte Menschen, die alle Höhen und Tiefen gemeinsam durchschritten haben und noch immer zueinander stehen. Und natürlich gibt es die Liebe einer Mutter zu ihren Kindern. Und die Liebe zu den Eltern und den Großeltern. Auch das Mitgefühl, das wir jemandem entgegenbringen, dessen Leben gerade im Chaos steckt, ist ebenso eine Erfahrung von Liebe. Oder wenn du dich mitfreust, weil jemand anderem etwas gelungen ist, auch das ist Liebe. Das Lächeln auf deinem Gesicht, weil zwei Kinder spielen, ist Liebe. Das Hochtragen der Einkäufe für einen alten Menschen ist ein Ausdruck der Liebe. Die Gefühle, die entstehen, wenn wir einen Sonnenuntergang betrachten, sind ebenso Gefühle der Liebe. Oder wenn wir eine Katze streicheln, die schnurrend um unsere Beine streicht.

Die Liebe ist in dir

All diese Liebe kannst du nur empfinden, weil sie in dir verankert ist. All dies bringt etwas in dir zum Schwingen. Du trittst in Resonanz mit der Liebe. Beobachte dich einmal, wenn du diese Gefühle in deinem Herzen empfindest. Werde dir dieser Gefühle bewusst. Sie sind Ausdruck purer Liebe. Liebe, die in dir ist.

Liebe ist ein wundervolles Gefühl, das sich immer wieder neu erfahren will. Erfahren können wir es nur, wenn wir uns mit etwas anderem verbinden. Wenn wir uns der Tatsache bewusst sind, dass die Liebe und die Sehnsucht nach Liebe, die treibende Kraft hinter allem ist und dass wir uns jederzeit mit dieser Liebe verbinden können, beginnen wir dem Fluss des Lebens zu vertrauen. Die Liebe hilft uns, schön zu sein. Die Liebe lässt uns schlank werden. Sie macht uns kraftvoll, energiegeladen und lebendig.

Verbinden wir uns immer wieder mit dem Strom der Liebe, geben wir unseren Zellen und unserem Körper klare Hinweise, ihre ganze Strahlkraft zu entwickeln. Sieh dich um. Jetzt in diesem Moment. Betrachte das Leben um dich herum mit den Augen der Liebe und alles wird gut. Denn plötzlich betrachtest du dich ebenfalls mit den Augen der Liebe. Du achtest dich. Du entwickelst Dankbarkeit. Für dich. Und: Du beginnst dich selbst zu lieben.

..... Übung ....

WERTSCHÄTZUNG ÜBEN

- Beschreibe jeden Tag in deinem Tagebuch einen Aspekt deines Körpers, den du magst. Was gefällt dir? Findest du es schön, dass du gehen kannst? Oder sehen? Oder riechen? Oder was du alles mit deinen Händen machen kannst? Vielleicht magst du auch, wie du gewisse Dinge vor deinem geistigen Auge entstehen lassen kannst? Spüre die Dankbarkeit, die in dir entsteht. Fühle, wie schön es ist, dass du einen Körper besitzt, und was für ein Geschenk das Leben ist.
- Entscheide dich jeden Tag für einen anderen Aspekt deines Körpers, für den du dankbar bist. Betrachte deinen Körper als ein Wunder – nicht als Selbstverständlichkeit. Setz deine Gedanken und deine Visionskraft für deine Gesundheit ein.

Mach diese Übung über längere Zeit. Du wirst merken, dass sich deine Einstellung zu deinem Körper zum Positiven ändert.

Die Heilkraft der Glaubenssätze

Wir alle haben Glaubenssätze. Positive und negative. Manche fördern uns und manche bremsen uns gewaltig. Beginne sie bewusst zu verwandeln und gezielt einzusetzen – für deine Wunschfigur.

Manche unserer Glaubenssätze haben wir noch nie hinterfragt. Dabei sind es oft gar nicht unsere eigenen. Wir haben sie irgendwann einmal vor langer Zeit von unseren Eltern oder Großeltern übernommen. Vieles wurde uns einfach immer und immer wieder gesagt: Das Leben ist schwer. Frauen haben sich unterzuordnen. Du taugst nichts. Andere sind schöner, besser, schneller, schlanker … Du kennst sicher ebenfalls unzählige solcher Glaubenssätze, die dich ausmachen und dein Leben noch heute bestimmen. Das Wundervolle ist nun: Gleichgültig, was du jetzt über dich denkst, du kannst deine Gedanken jederzeit neu ordnen und dich auf andere Ziele fokussieren.

····· *Übung* ···

DEINE GLAUBENSSÄTZE VERWANDELN

- Beobachte einmal, welche Gedanken du gewöhnlich über dich und das Leben hast. Notiere sie und überlege dir bei jedem einzelnen, ob du ihn noch länger als Befehlssatz für deinen Körper und deine Zellen gebrauchen willst.
- Wenn nicht, streich ihn einfach durch und sag in Gedanken immer »Stopp«, wenn die Überzeugung erneut hochkommt.
- Und dann verbinde dich mit neuen, dir nützlichen Affirmationssätzen.

Passende Überzeugungen

Denke daran: Wir können mit unseren Zellen kommunizieren. Unsere Zellen hören auf unsere Gedanken und Sätze. Die folgenden Glaubenssätze können dir dabei helfen, dies in eine wünschenswerte Richtung zu steuern. Such dir diejenigen aus, die gerade für dich stimmen, und sprich sie laut aus. Du kannst natürlich auch eigene Glaubenssätze formulieren, die noch besser zu dir und deiner Situation passen, etwa: »Ich liebe und respektiere mich.« oder »Mein Körper ist mein größter und kostbarster Schatz.«

Ingwerwasser

Ernährungsexperten bezeichnen Ingwer als eines der gesündesten Nahrungsmittel, die wir kennen. Die alte indische Ernährungsweisheit des Ayurveda nutzt dieses Wissen schon lange: Ingwer wirkt gegen Magen- und Darmprobleme, senkt den Cholesterinspiegel und entgiftet – regelmäßig genossen – den gesamten Körper.

FÜR 2 PORTIONEN
Zubereitung: 10 Minuten

ZUTATEN

1 walnussgroßes Stück
 Ingwer

✦ Ingwer samt Schale in Scheiben schneiden und in ½ l Wasser aufkochen. Etwa 5 Minuten abgedeckt bei schwacher Hitze kochen lassen, weitere 5 Minuten ziehen lassen.

✦ In zwei Tassen abseihen und auf Trinktemperatur abkühlen lassen.

Variante: Süßes Ingwerwasser mit Zitronengras

ZUSÄTZLICH

½ Stange Zitronen-
 gras
1 TL Honig

✦ Wem das reine Ingwerwasser der Puristen zu scharf schmeckt, kocht ein kleineres Stück Ingwer und ein leicht geklopftes Stück Zitronengras in ½ l Wasser. Auf Trinktemperatur abkühlen lassen und mit Honig süßen.

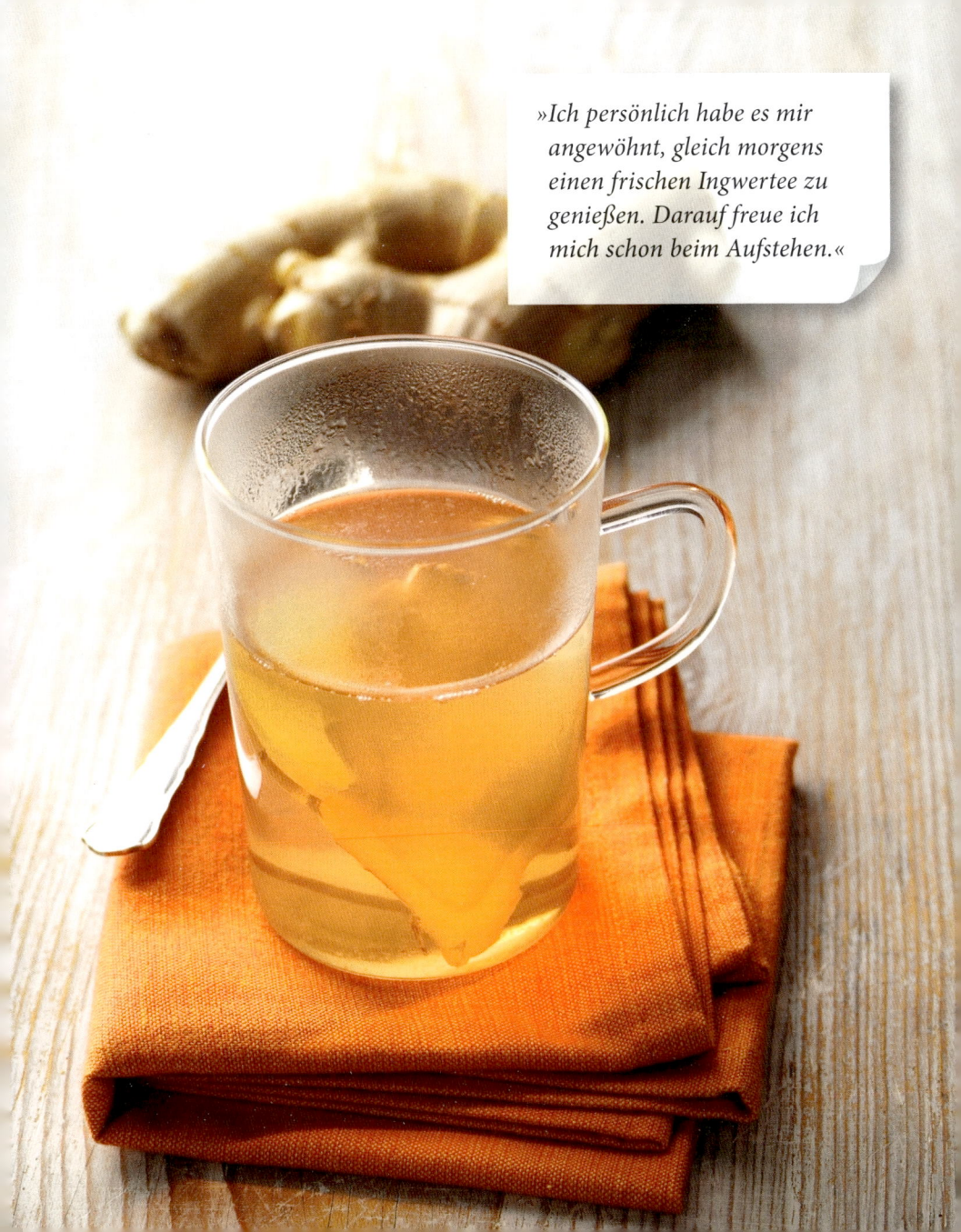

»Ich persönlich habe es mir angewöhnt, gleich morgens einen frischen Ingwertee zu genießen. Darauf freue ich mich schon beim Aufstehen.«

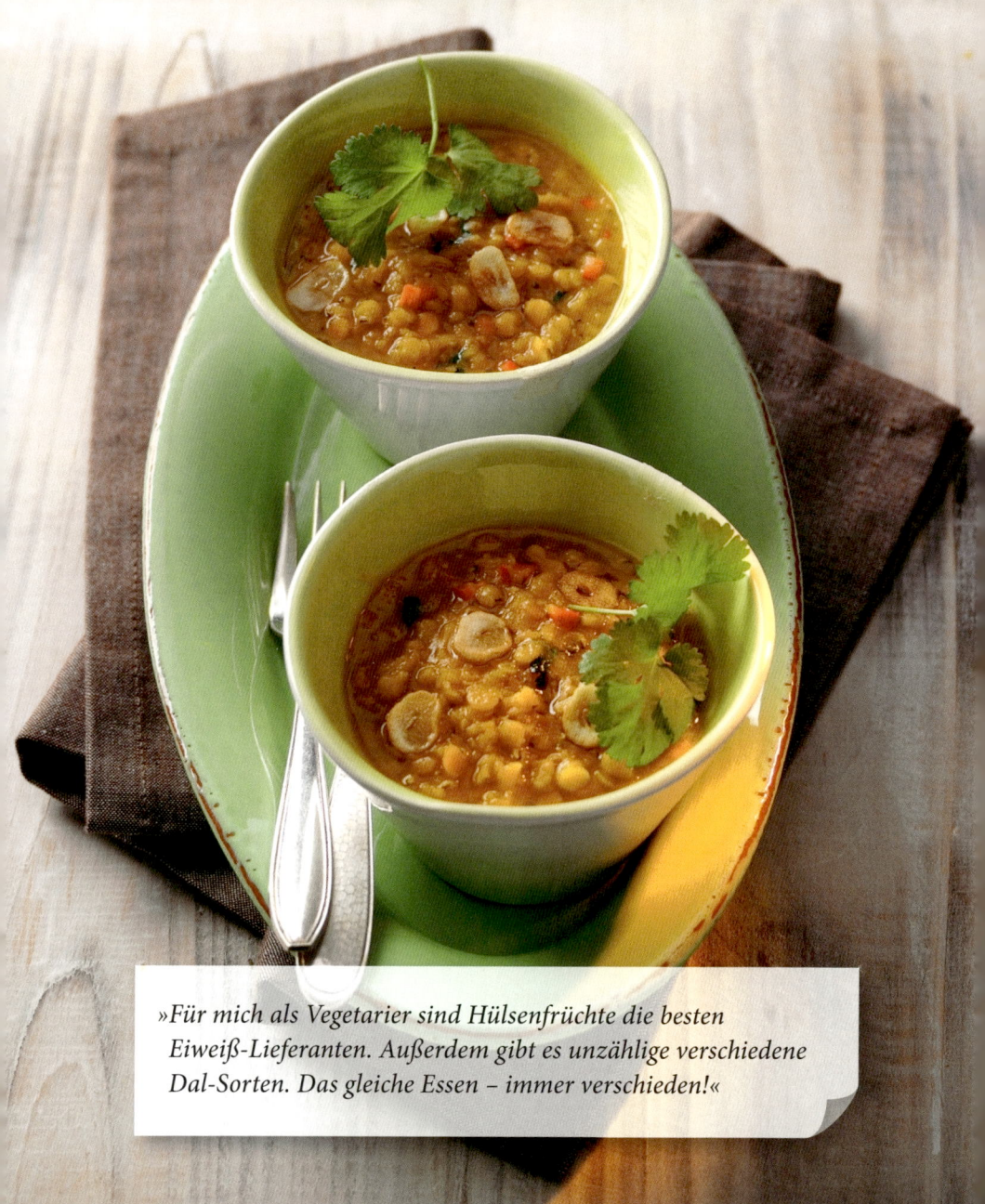

»Für mich als Vegetarier sind Hülsenfrüchte die besten
Eiweiß-Lieferanten. Außerdem gibt es unzählige verschiedene
Dal-Sorten. Das gleiche Essen – immer verschieden!«

Dal mit Koriandergrün

Dal tut der Seele gut – und schmeckt einfach lecker.
Linsen bieten neben vielen Mineralstoffen und Vitaminen vor allem
hochwertiges pflanzliches Eiweiß, das uns lange satt macht. Und sie enthalten
eine Stärke, die für uns nicht zu verdauen ist. Das hält schlank.

FÜR 2 PORTIONEN

Zubereitung: 45 Minuten

ZUTATEN

150 g gelbe
  geschälte Linsen
1 walnussgroßes
  Stück Ingwer
2 EL Butter oder
  Pflanzenöl
1 TL Kurkuma
1 TL gemahlener
  Kreuzkümmel
1 getrocknete Chili-
  schote
½ Bund Koriandergrün
4 Knoblauchzehen
Salz

❖ Die Linsen in einem Sieb abspülen und abtropfen lassen. Ingwer schälen und fein hacken. 1 EL Butter oder Öl in einem Topf erhitzen und Ingwer, Kurkuma, Kreuzkümmel und die Chilischote darin andünsten, bis sie duften. Die Linsen zugeben, etwa ½ l Wasser angießen und aufkochen lassen. Deckel auflegen und bei schwacher Hitze etwa 20 bis 30 Minuten kochen, bis die Linsen weich sind. Eventuell zwischendurch noch etwas Wasser nachgießen, das Gericht soll sämig wie eine dicke Suppe werden.

❖ In der Zwischenzeit den Koriander waschen, trockenschütteln und hacken. Die Knoblauchzehen schälen und in dünne Scheiben schneiden. 1 EL Butter oder Öl erhitzen und die Knoblauchscheiben darin hellgelb braten.

❖ Die Linsen mit Salz abschmecken, die Chilischote herausfischen, das Dal auf zwei Schalen verteilen. Gebratenen Knoblauch und Koriander daraufgeben und servieren.

Apfel-Zimt-Ragout

MIT HÜTTENKÄSENOCKEN

*Zimt duftet nicht nur angenehm, er enthält so viele gesunde Stoffe,
dass er als eines der wichtigsten Heilgewürze gilt. So senkt er den Blutzuckerspiegel und bewirkt damit, dass wir weniger Hunger haben.*

FÜR 2 PORTIONEN

Zubereitung: 30 Minuten

ZUTATEN

200 g Hüttenkäse
4 feste säuerliche Äpfel
1 TL Zitronensaft
1 EL Butter
1 TL Rohrohrzucker
  oder Honig
1 TL Zimt und etwas
  zum Bestäuben
etwa ⅛ l Apfelsaft

❖ Hüttenkäse in ein feines Sieb geben und mit einem Löffelrücken ausdrücken, um möglichst viel Flüssigkeit zu entfernen.

❖ Die Äpfel waschen, abtrocknen und halbieren. Das Kerngehäuse entfernen. Die Äpfel in kleine Würfel schneiden und mit Zitronensaft vermischen.

❖ Butter in einem Topf erhitzen. Zucker zugeben und leicht karamellisieren lassen. Apfelwürfel und Zimt zugeben, mit Apfelsaft aufgießen. Zugedeckt etwa 5 bis 10 Minuten (je nach Apfelsorte) dünsten, bis die Apfelwürfel gar, aber nicht zerfallen sind. Nach Bedarf noch etwas Saft nachgießen.

❖ Das Apfelragout abkühlen lassen und lauwarm oder kalt in Dessertschalen verteilen. Aus dem abgetropften Hüttenkäse mit einem Esslöffel vier Nocken ausstechen und auf das Ragout legen. Mit ein wenig Zimt bestäuben und servieren.

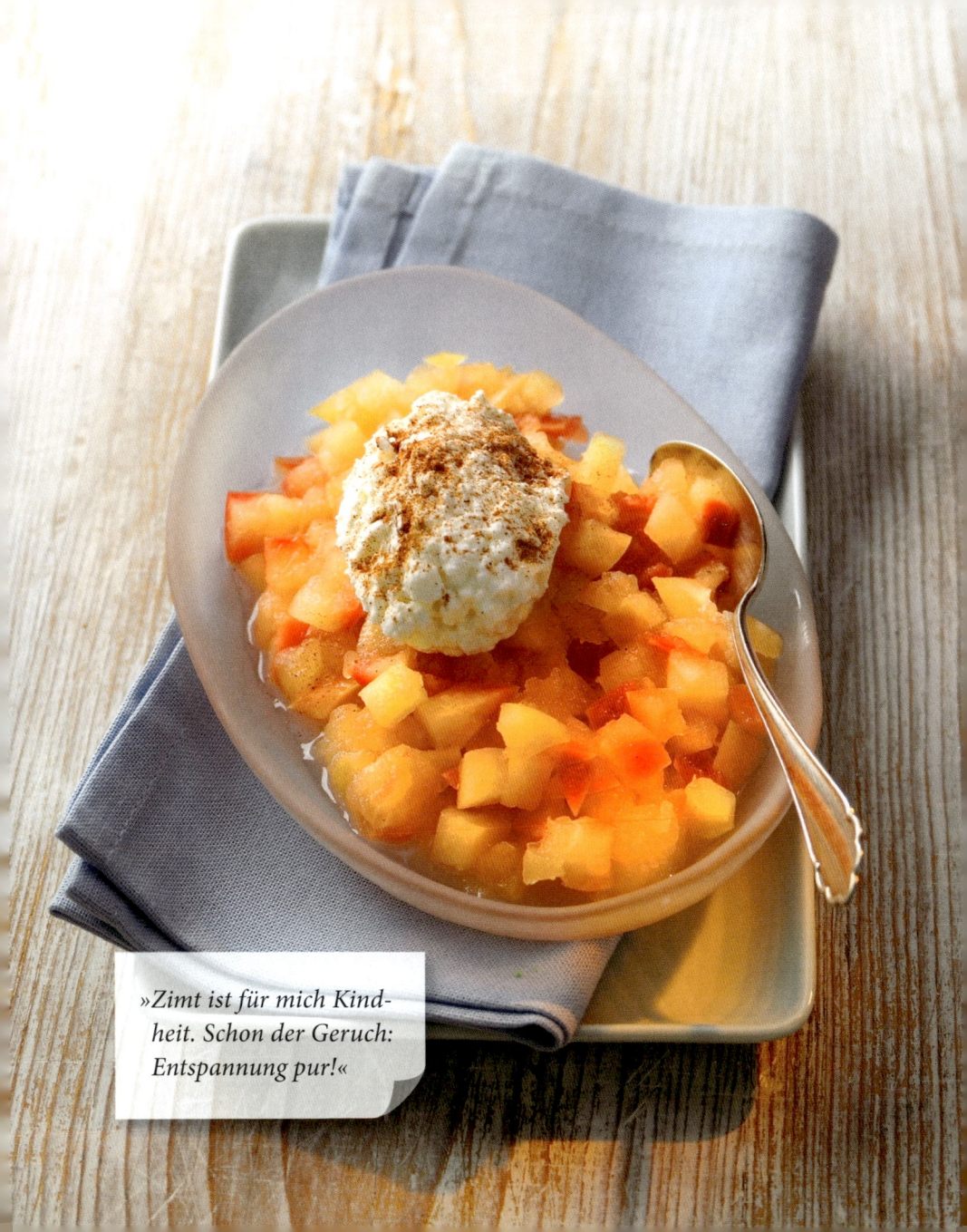

»Zimt ist für mich Kind-
heit. Schon der Geruch:
Entspannung pur!«

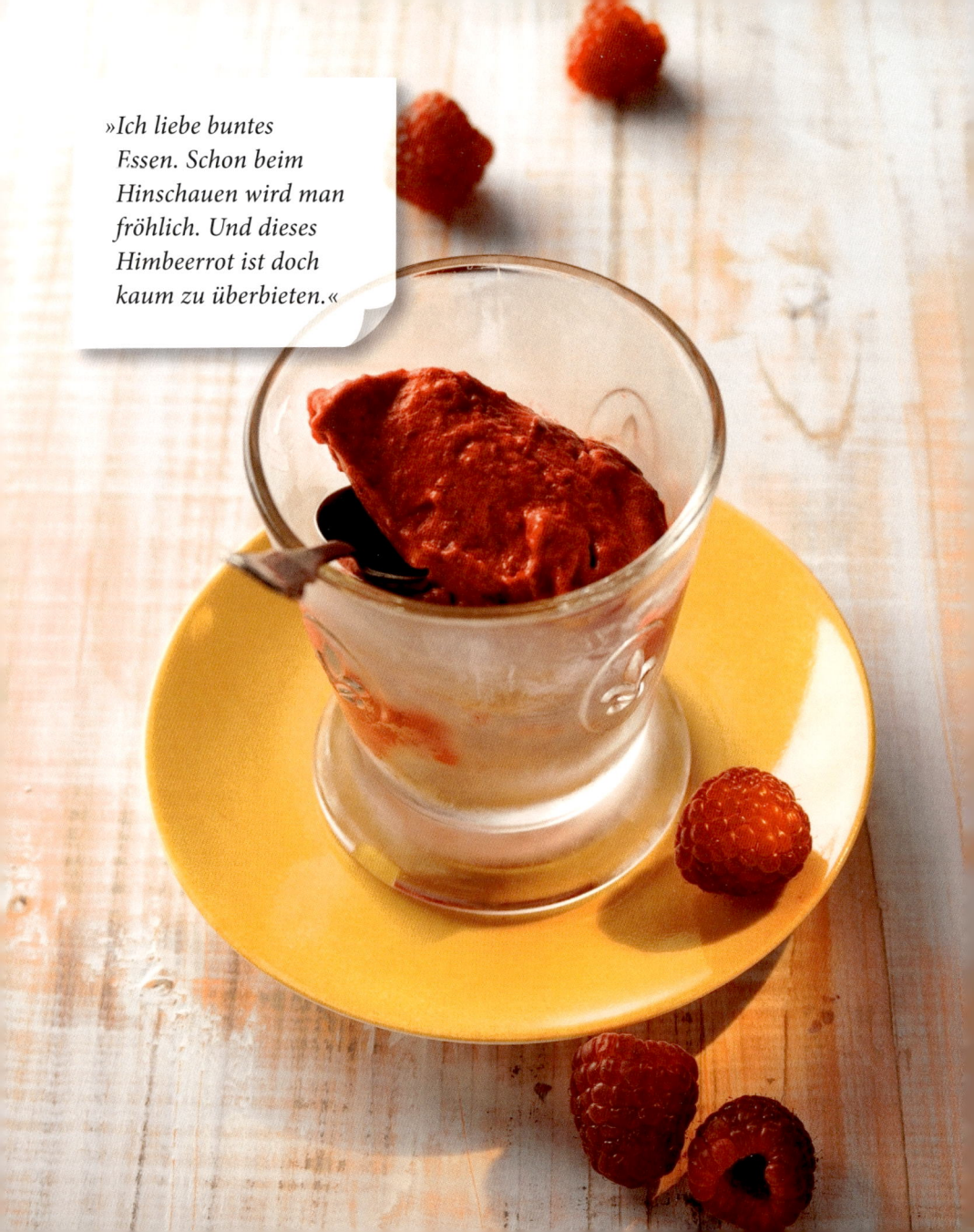

»Ich liebe buntes
Essen. Schon beim
Hinschauen wird man
fröhlich. Und dieses
Himbeerrot ist doch
kaum zu überbieten.«

Himbeersorbet

Himbeeren gehören zu den Nahrungsmitteln, die Ernährungsmediziner als wirksames Vorbeugemittel gegen Krebs ansehen. Sie haben kaum Kalorien, kräftigen und entgiften den Körper und schmecken als Eis oder Sorbet wunderbar süß und cremig – ganz ohne Zucker und Sahne.

FÜR 2 PORTIONEN

Zubereitung: 10 Minuten

ZUTATEN

150 g TK-Himbeeren
Stevia flüssig

❖ Die gefrorenen Himbeeren in den Mixer füllen und etwa 5 Minuten antauen lassen.
❖ Anschließend einige Tropfen Stevia zugeben und die Himbeeren kurz durchmixen. Sofort in Cocktailgläser oder Dessertschalen füllen und mit einem Löffel servieren.

Variante: Himbeer-Joghurt-Eis

ZUSÄTZLICH

150 g Naturjoghurt

❖ Das Eis wie oben beschrieben zubereiten, nur vor dem Mixen den Joghurt zu den kurz angetauten Himbeeren geben.

Haferkekse

Hafer ist das Getreide mit den meisten wertvollen Vitaminen!
Er enthält zum Beispiel die bluterneuernde Folsäure, hat den höchsten
Eiweißanteil aller Getreide und viel Nervenvitamin Thiamin: Hafer macht
uns glücklich und gilt bei Sportlern als »natürliches Dopingmittel«.

FÜR 60 BIS 70 STÜCK

Zubereitung: 45 Minuten
+ 15 Minuten Ruhen
+ 3 x 10 Minuten Backen

ZUTATEN

125 g Butter oder
  Pflanzenmargarine
100 g Rohrohrzucker
einige Tropfen Stevia
  flüssig
2 Eier
1–2 TL Zimt
½ TL gemahlene Nelken
abgeriebene Schale
  von ½ Bio-Orange
125 g feine Haferflocken
125 g Haferkleie
200 g Mehl (Type 550)
1 TL Weinsteinbackpulver

❖ Weiche Butter, Zucker, Stevia und Eier schaumig rühren. Gewürze, abgeriebene Orangenschale, Haferflocken und Haferkleie unterrühren. Mehl und Backpulver zugeben und mit dem Kochlöffel oder mit den Händen einarbeiten. Den Teig 15 Minuten kalt stellen.

❖ Den Backofen auf 180 °C vorheizen. Den Teig in drei Portionen teilen. Eine Portion flach drücken und zwischen zwei Bogen Klarsichtfolie etwa 2 bis 3 mm dick ausrollen. Mit einem Teigrädchen oder einem Messer in etwa 20 Rechtecke schneiden. Diese mit etwas Abstand auf ein mit Backpapier belegtes Blech legen und im heißen Backofen etwa 7 bis 10 Minuten backen.

❖ Mit den anderen beiden Teigportionen genauso verfahren. Die Kekse auf einem Kuchengitter auskühlen lassen und in einer Blechdose aufbewahren.

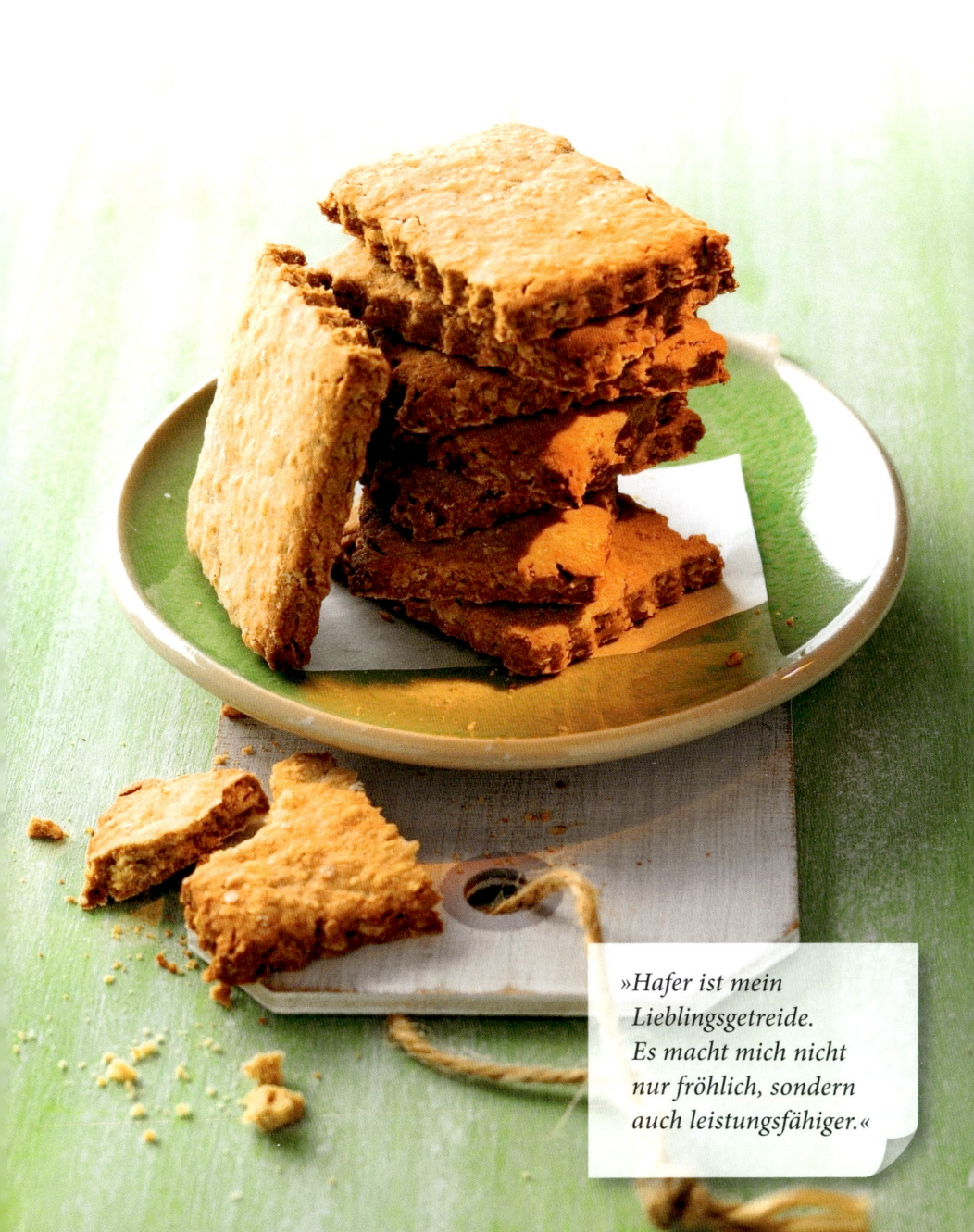

»Hafer ist mein
Lieblingsgetreide.
Es macht mich nicht
nur fröhlich, sondern
auch leistungsfähiger.«

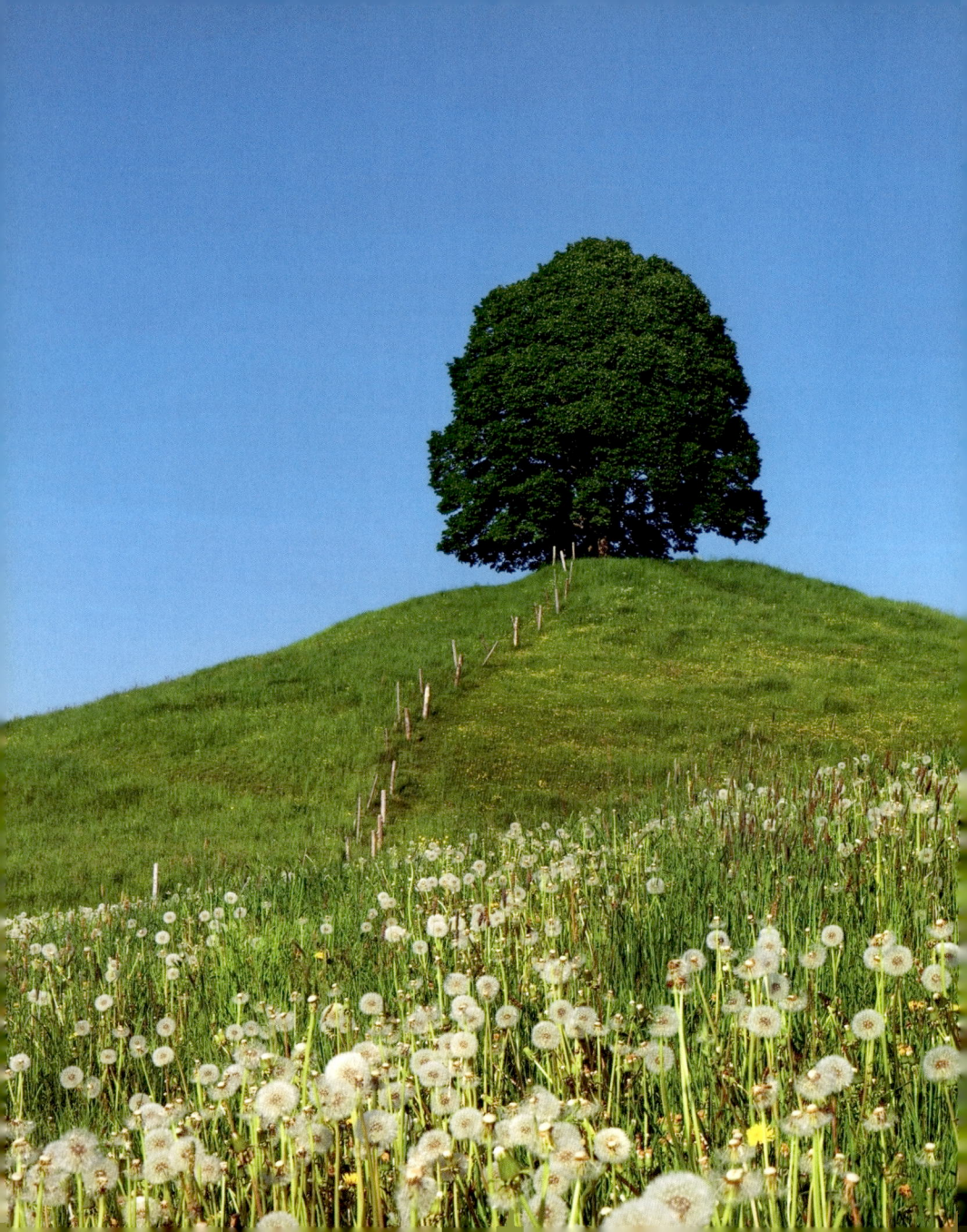

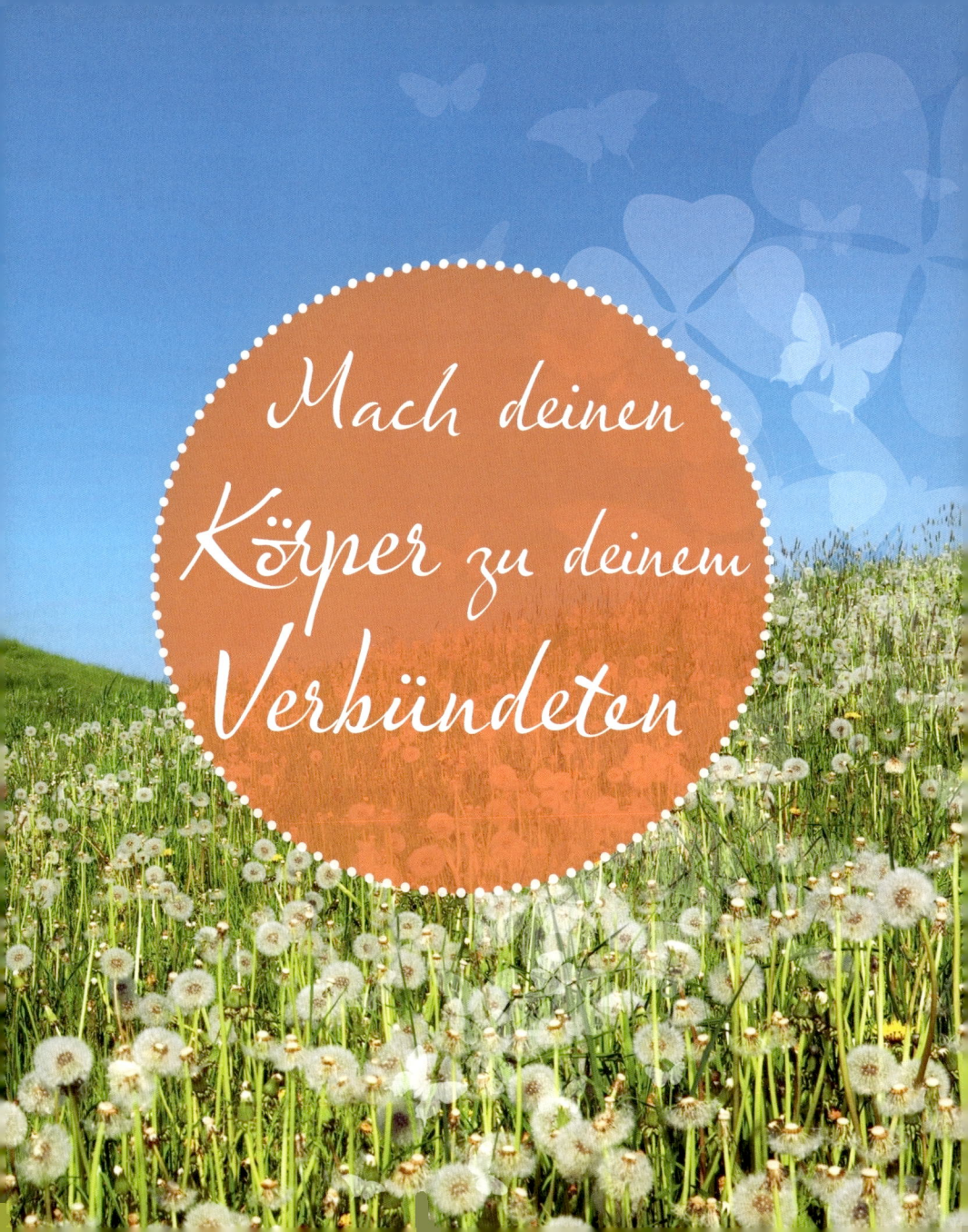

Mach deinen *Körper* zu deinem *Verbündeten*

Körper und Geist —
EINE EINHEIT

Dein Körper ist ein wahres Wunderwerk. Millionen von Zellen arbeiten Hand in Hand. Kommen allerdings Details in Unordnung, gerät das ausgeklügelte Zusammenspiel aus den Fugen. Umso wichtiger also, sich liebevoll um den Körper zu kümmern. Solange alles in unserem Körper gut läuft, empfinden wir es als normal. Wir haben sogar die meiste Zeit überhaupt keine Ahnung von dem außergewöhnlich intelligenten Zusammenspiel aller Komponenten. Unser Körper hat ganz selbstverständlich zu funktionieren und natürlich auch gesund zu sein. Was aber heißt das überhaupt? Gesundheit ist ein Zustand, bei dem unser Körper Milliarden von Tätigkeiten verrichtet, die uns guttun. Solange dies der Fall ist, machen wir uns keine Gedanken. Wir horchen erst auf, wenn es Probleme gibt.

Unsere Organe, unser Gewebe, alle Zellen sind Teil einer höheren Ordnung und benötigen stets Impulse, um ihre Tätigkeiten reibungslos ausführen zu können. Im Hinblick darauf ist es wichtig zu wissen, dass zwischen Gehirn und Körper eine enge Verbindung und ein ständiger Austausch bestehen. Beide beeinflussen sich gegenseitig und können uns zum Beispiel glücklich, müde, hungrig oder satt machen.

Mit diesen Phänomenen beschäftigt sich eine interessante und aufschlussreiche Denkrichtung in der Wissenschaft: Embodiment. Frei übersetzt bedeutet das »Verkörperung«. Diese Wissenschaftler betrachten Körper und Geist als verbunden und entwickeln die bisherigen psychosomatischen Ansätze weiter. Sie wissen heute bereits sehr genau: Wenn es unserem Geist nicht gutgeht, hat dies Auswirkungen auf unseren Körper. Und es funktioniert auch umgekehrt: Körperliche Zustände beeinflussen unsere Psyche.

Wer seine Körperhaltung willentlich verändert, zum Beispiel länger mit gebeugter Haltung auf einem Stuhl sitzt, wird sich über kurz oder lang nicht mehr so gut fühlen, sondern eingeengt und bedrückt. Jemand, der sich ständig kleiner macht und den Rücken krümmt, ist weniger selbstbewusst und empfindet sich als Verlierer. Aber der Zusammenhang von Haltung und Empfinden lässt sich auch positiv nutzen, wie folgende Übung zeigt.

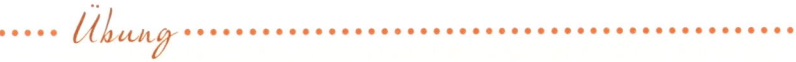

····· *Übung* ··

KLEINES EMBODIMENT-EXPERIMENT

- Setz dich einmal aufrecht und dann gebeugt hin. Spüre in die beiden verschiedenen Haltungen jeweils zwei bis drei Minuten hinein. Gibt es einen Unterschied in der Wahrnehmung?
- Mach jetzt bewusst einen krummen Rücken oder zieh deine Schulterblätter nach oben und geh für drei Minuten durch den Raum. Wie fühlt sich das an? Schau um dich und beobachte deine Gedanken und Gefühle. Sieh dir den Raum, den du bereits seit Langem kennst, aus dieser Perspektive an. Was hat sich verändert?
- Stell dich nun aufrecht hin, Schultern nach unten, Brust raus, tiefer Atem. Geh für ein paar Momente umher. Was empfindest du jetzt? Wie beeinflusst diese Perspektive deine Gedanken und Emotionen?

Die Erfahrungen aus diesem Experiment kannst du ab sofort in deinem Alltag nutzen: Wie auch immer deine Stimmung gerade ist, nimm eine aufrechte, stolze, selbstbewusste Haltung ein – und spüre die Veränderungen in deinen Gedanken und deinem seelischen Befinden.

Mental zur Wunschfigur

Unser Leben ist ein ewiges Wechselspiel zwischen Körper und Geist. Und genau das können wir für das Erreichen unseres Idealgewichts nutzen. Sobald wir verstehen, dass einerseits unsere Gedanken unseren Körper beeinflussen, aber auch unser Körper auf unsere Gefühle und Gedanken einwirkt, können wir durch einfache Körperübungen unser mentales Programm verändern – und damit auch unseren Körperbau. Und wenn wir ein neues Körpergefühl entwickeln, entstehen neue mentale Programme, die rückwirkend wieder unseren Körper beeinflussen. Das ist doch ein recht einfacher Weg zum Schlankwerden!

Die Sprache des Körpers

Unser Körper sagt uns alles. Auch, wie wir am besten abnehmen können. Seine Sprache sind all die Signale, die er unentwegt sendet. Wollen wir zu einer neuen bewussten Wahrnehmung unserer Körpergefühle kommen, dann sollten wir einfach nur beginnen, ganz bewusst und wach unseren Körper wahrzunehmen und seine Signale für uns verständlich zu übersetzen. Anstatt wie bisher nach seinen Fehlern zu suchen, begegnen wir unserem Körper nun auf eine neue Weise und lernen ihn neu kennen und lieben. Wir beginnen auf ihn zu hören, anstatt ihm zu befehlen und ihn zu überfordern. Wir tun, was uns guttut – und das Idealgewicht ist nur die logische Folge daraus. Was unser Körper mag, bringt uns Freude: Bewegung zum Beispiel oder genussvolles Essen frischer Nahrungsmittel. Wir fühlen uns dann – im wahrsten Sinne des Wortes – wohl in unserer Haut, gewinnen Lebensfreude und entwickeln einen Körper, der uns gefällt. Wollen wir wissen, was unser Körper gern mag, dann brauchen wir ihn nur zu fragen – also in uns hineinspüren. Hören wir auf die Sprache unseres Körpers, werden wir zwangsläufig abnehmen. Und zwar spielerisch und leicht.

Höre auf die Signale deines Körpers

Unsere Vorfahren, ob Ackerbauern oder Jäger und Sammler, haben ihre gehaltvollen großen Portionen bei der harten körperlichen Arbeit oder der Jagd schnell wieder verbraucht. Heute gibt es Rolltreppen, Autos, Fahrstühle, Computer und andere Maschinen, die uns jegliche Bewegung abnehmen. Wir verbrauchen die Energie nicht mehr so schnell, wie wir sie zuführen, und müssten unsere Ernährung an unsere heutige bewegungsarme Lebensweise anpassen. Das haben wir bestimmt schon öfter gehört. Für viele von uns aber fühlt sich diese Aufforderung wie ein Verzicht auf wundervoll schmackhafte Dinge an. Schon empfinden wir Mangel. Und dann geht das Frustessen von vorn los. Wesentlich besser ist es, aufs Körpergefühl zu achten.

Hast du dich nach dem Essen auch schon mal so gefühlt, als ob du dicke Steine verschluckt hättest? Dein Körper signalisiert dir ziemlich deutlich, was ihm guttut und bekommt. Achte daher darauf, wie du dich nach dem Essen fühlst. Wirst du müde? Hast du ein unangenehmes Völlegefühl? Oder bist du angenehm satt und fühlst dich leicht? Höre auf deinen Körper und lass dich von seinen Signalen leiten.

Verdauung als Schwerstarbeit

Nach den Mahlzeiten sollten wir gestärkt und voller Energie sein. Hast du nach dem Essen dieses Gefühl? Hast du deinem Körper das gegeben, was er braucht? Fühlst du dich eher schlapp und müde oder sogar schwer und überladen, hast du deinen Körper mit Dingen überlastet, mit denen er nichts anfangen kann. Er muss nun alle Kraft dafür aufwenden, diesen Mist wieder loszuwerden. Kein Wunder, dass dir dann Energie fehlt. Dein Körper versucht, das zugeführte Material irgendwie in geordnete Bahnen zu lenken. Meist speichert er es in Fettdepots. Etwas, was wir gar nicht mögen. In der Not kleistert er damit auch unseren Darm zu. Irgendwo muss das Zeug ja hin.

Alle Organe laufen auf Hochtouren. Die Entsorgung der oft viel zu ungesunden Nahrungsmassen muss schnell gehen. Bevor die nächste Ladung kommt, muss aufgeräumt sein. Würden wir unserem Körper zumindest Zeit zwischen den Mahlzeiten lassen, würde er die in den Fettdepots gespeicherten Stoffe umschichten und verbrennen können. Wenn wir jedoch schnell wieder etwas zu uns nehmen und uns durch den Tag naschen, bleibt alles in den wachsenden Depots. Die Folge: Wir mögen unseren Körper nicht mehr.

Wir essen, um Energie zu erhalten, nicht um Energie zu verlieren. Wenn wir wahrnehmen, was unser Körper gern mag, wandeln sich unsere mentalen Programme im Gehirn fast automatisch. Etwas wahrzunehmen heißt, es sich bewusst zu machen. Ohne dass wir uns zwingen müssten, verändert sich unser Lustempfinden. Schon bald werden wir durch die neue Wahrnehmung des Körpers andere Dinge bevorzugen. Nutzen kann der Organismus nur das, was er optimal verbrennen und verstoffwechseln kann. Diese Nahrungsmittel belasten ihn nicht. Sie werden in Energie umgewandelt. Das bedeutet: Wir nehmen ab.

Übung

LASS DEN KÖRPER SPRECHEN

Beobachte ein paar Tage lang deinen Körper in Bezug auf das Essen. Wie reagiert er nach den Mahlzeiten, nach Naschereien? Mach dir Notizen. Erforsche: Was macht dich lebendig, was eher schlapp? Schon bald hast du eine ziemlich lange Liste von Dingen, die dein Körper benötigt, auf die du Lust hast und die er prima verdaut. Dein Speiseplan stellt sich dann automatisch um, auf Dinge, die dein Körper gern annimmt und in Kraft und Energie umwandelt – für deinen Alltag.

Heißhunger adé

Auch die Signale von Heißhunger haben ihren Grund und eine Funktion. Wer sie versteht, kann ihnen gezielt entgegenwirken. Wenn ich zum Beispiel von einer längeren Fahrradtour nach Hause komme, freue ich mich meistens sehr darauf, etwas zu essen. Manchmal habe ich dann ein richtiges Loch im Bauch. Ein tolles Gefühl! Das kennst du bestimmt auch, oder? Egal, ob man nach ein paar Stunden Gartenarbeit zurück ins Haus geht oder nach einer Wanderung in den Bergen bei der Hütte ankommt – wir spüren »gesunden« Hunger, der uns signalisiert, dass unser Körper seine Reserven wieder auffüllen und sich mit Nährstoffen versorgen will.

Mangelsignale – äußerst sinnvoll

Andererseits kann Lust auf bestimmte Nahrungsmittel auch ein Signal für einen Mangel an Vitaminen und Mineralien sein, weil wir unserem Körper nicht das geben, was er wirklich braucht. Durch die plötzliche Lust auf gewisse Dinge sagt uns der Körper, dass in diesen Lebensmitteln ein Bestandteil enthalten ist, den er gern hätte, um gut funktionieren zu können.

Vielleicht ist dir das schon mal aufgefallen, wenn du eine Erkältung hast. Dann hast du häufig Lust auf Zitrusfrüchte, weil dein Körper Vitamin C braucht. Wenn also plötzlich ein Heißhunger auf gewisse Dinge entsteht, schenk dir dieses Vergnügen. Dein Körper weiß schon Bescheid. Und ist er befriedigt, ist auch das Verlangen sofort weg – bis du wieder etwas brauchst.

Allerdings sollten wir darauf achten, dass wir nicht durch eine klassische Konditionierung unseren Körper darauf trainiert haben, zu ganz bestimmten Zeiten eine ungeheure Lust auf gewisse Dinge zu entwickeln. Wenn wir uns angewöhnt haben, vor dem Fernseher Chips oder Salzstangen zu essen, dann haben wir unseren Körper darauf trainiert. Dann verbinden wir das Fernsehen mit den Chips. Wir haben ein mentales Programm in unserem Verstand geschaffen, das uns unbewusst befiehlt: Sofort nach Einschalten des Fernsehers müssen Chips her. Der ursprünglich gesunde Heißhunger hat sich verändert – und er verändert auch unsere Figur. An solche Themen solltest du mental herangehen und deine Verhaltensmuster prüfen. Kapitel 6, ab Seite 140, hilft dir dabei.

Heißhunger ist nicht immer eine Laune deines Körpers. Frage dich, woher dein Heißhunger kommt und was er dir sagen will. Hast du wirklich Hunger, weil dein Blutzuckerspiegel niedrig ist, oder bist du heißhungrig durch Stress oder weil dir bestimmte Mineralien und Vitamine fehlen? Letzteres solltest du unbedingt auch mit deinem Arzt abklären.

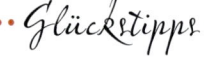

Glückstipps

BEI HEISSHUNGER: ABWARTEN UND WASSER TRINKEN

- Der typische Heißhunger zu Zeiten, in denen keine Mahlzeit sein müsste, dauert höchstens zehn Minuten und geht meistens auch schon mit einem Glas Wasser wieder weg. Oft haben wir nur Durst und verwechseln es mit Hunger. Da Lebensmittel zum Großteil aus Wasser bestehen und unser Körper sich aus den Gerichten häufig nur das nötige Wasser herausholen will, kann bereits ein Glas Wasser das Bedürfnis befriedigen.
- Oft wissen wir einfach, dass wir jetzt nichts brauchen, sondern einfach nur »Lust« auf Essen haben. Dann könnte die Hunger-weg-Akupressur helfen: Drück mit dem Zeigefinger 20 Sekunden lang auf den Punkt zwischen Nase und Oberlippe. Das bremst den Hunger.

Heißhunger durch Schlaf- und Lichtmangel

Klingt fast belustigend: Schlank werden durch viel schlafen. Und dennoch ist es so. Wenn wir zu wenig schlafen, entwickeln wir wesentlich mehr Appetit. Denn dann wird über die Stress- und Hungerhormone, über Cortisol und Ghrelin Unterzucker im Körper ausgelöst. Und genau das macht uns hungrig. Gleichzeitig wird im Wachzustand weniger vom Sättigungshormon Leptin ausgeschüttet. Manchmal entsteht dadurch Heißhunger. Wir hauen in uns rein, was das Zeug hält. Manchmal völlig unkontrolliert.

Die beste Möglichkeit, mit Leichtigkeit abzunehmen, ist, sich genügend Schlaf zu gönnen. Ich war lange Zeit ein regelrechter Schlafmuffel. Ich war ein Nachtmensch und dennoch morgens als Erster auf den Beinen. Seit ich mir mehr Schlaf gönne, fällt es mir wesentlich leichter, mein Idealgewicht zu halten. Bei mir gibt es sogar mittags immer eine halbe Stunde Auszeit. Einen Mittagsschlaf kann ich nur empfehlen. Auch wenn du wenig Zeit hast und dich nur kurz hinlegen kannst, ist das eine willkommene Entspannung und Regenerationsmöglichkeit für Körper und Geist. Manchmal genügt es auch schon, sich ein paar Minuten hinzusetzen und die Augen zu schließen.

Auch Aktivität stillt den Heißhunger

Schon zehn Minuten Bewegung draußen, selbst an bewölkten Tagen, gleichen Lichtmangel aus und damit Stimmungstiefs – und gleichzeitig den kleinen oder großen Heißhunger. Man kann natürlich nicht immer, wenn man sich bewegen möchte, nach draußen laufen. Für die Lust an der Bewegung hüpfe ich auf dem Trampolin, das in meinem Arbeitszimmer steht. Manchmal nur fünf Minuten. Und ich fühle mich danach wieder kraftvoll.

Heißhunger entsteht oft auch aus Langeweile. Wir wissen nicht, was wir machen sollen, dann mampfen wir eben. Auch hier ist Bewegung die beste Möglichkeit, sich seelisch zu sättigen.

Bewegung, Sport, Muskeln aufbauen, das sind Worte, die vielen von uns keinen allzu großen Spaß versprechen. Aber ist das wirklich so? Anfangs auf jeden Fall. Aber was man am Schreibtisch noch nicht weiß: Es macht glücklich, draußen im Freien zu sein, sich zu bewegen, die Natur wahrzunehmen und das Wetter zu erleben. Wenn ich auf dem Fahrrad sitze, freue ich mich, dass ich meinen inneren Schweinehund überwunden habe. Ich liebe es, wenn ich gemähte Wiesen rieche, die Sonne auf der Nasenspitze spüre, Kuhglocken läuten und Hunde bellen höre. Ich komme dabei auf ganz andere Gedanken. Vor allem aber beginne ich, meinen Körper wieder zu mögen und bewusst wahrzunehmen. Und diese Wahrnehmung hält noch lange danach an. Ich fühle mich reicher.

Als ich einmal mit meiner Tochter Julia zusammen von einem schweren Regen erwischt wurde und wir beide bis auf die Knochen durchnässt zu Hause ankamen, lachten wir uns vor Freude fast schlapp. Was für eine wundervolle Erfahrung! Genau das war es. Wir hatten uns selbst erfahren und haben dieses Erlebnis noch heute – Monate später – bewusst in Erinnerung. Bei der Arbeit am Schreibtisch sind körperliche Erfahrungen dagegen einfach nicht möglich. Deshalb: Raus aus der Bude und rein ins Leben!

····· *Übung* ···

BEWEGTE PAUSEN

Geh zwischendurch aufs Trampolin oder leg deine Lieblingsmusik auf und tanz dazu. Oder du wirfst dein Sofakissen zehnmal hoch und fängst es auf. Sei wie ein glückliches Kind und mach das, was dir Freude bereitet! Wenn wir Freude empfinden, nähren wir unsere Seele.

Neues Körpergefühl
DURCH MEHR BEWEGUNG

Durch Bewegung kommen wir am schnellsten zu einem neuen Körpergefühl. Kein Wunder. Unser Körper ist von der Natur so konstruiert, dass wir uns optimal bewegen können – und sollten. Wir haben Muskeln, Sehnen und Gelenke und die Möglichkeit, mit Schnelligkeit zu agieren. Wir sind für die Bewegung geschaffen. Zum Springen, zum Laufen, zum Heben, zum Bücken und zum Kraftaufwenden. Und was machen wir mit unserem Körper? Wir sitzen und sitzen und sitzen. Im Auto, in der U-Bahn, bei der Arbeit und abends vor dem Fernseher. Und weil wir so viel sitzen, verkümmern all die Muskeln, die uns helfen wollen, uns zu bewegen und glücklich zu sein.

Stillstand ist Gift für den Körper. Viele Funktionen verkümmern, weil sie nicht genutzt werden. Das aber mag unser Körper gar nicht. Er beschwert sich durch Schmerzen und Krankheiten, durch Müdigkeit und schlechte Laune. Vergiss nicht, du lebst in diesem Körper und nur durch ihn. Du hast keinen anderen. Du kannst dich nur durch diesen Körper ausdrücken, reden, sehen, gehen, lachen, kommunizieren, lieben und Liebe empfangen. Damit dies auch wirklich möglich ist, benötigt der Körper gewisse Dinge. Und am liebsten mag er es, wenn du ihn bewegst.

Mit Essenspausen zum Wohlfühlgewicht

Was aber, wenn wir uns nicht aufraffen können? Wenn wir überhaupt keine Lust verspüren, uns zu bewegen? Da gibt es einen ganz einfachen Trick. Wir haben ein geradezu wunderbares Protein in uns, das unser Bedürfnis nach Bewegung weckt. Wir müssen es nur wachrufen.

Foxa2 – der überraschende Helfer

Dieses Protein, foxa2, entsteht nur unter einer ganz bestimmten Bedingung: bei langen Pausen zwischen den Mahlzeiten. Wenn unsere frühesten Vorfahren satt waren, konnten sie faul und träge ausruhen. Hatte der Körper jedoch die Nahrung vollkommen verdaut, wurde es Zeit, neues Essen heranzuschaffen. Der Körper schüttete daher foxa2 aus, das dafür zuständig war, den Drang nach Bewegung anzufachen. Bald hatte der *Homo sapiens* wieder Lust, auf die Jagd zu gehen.

Heute müssen wir nicht mehr jagen, heute genügen schon ein paar Schritte zum Kühlschrank. Dennoch haben wir dieses Protein noch immer in uns und können es hervorragend nutzen. Das bedeutet ganz einfach: Wenn du zwischen den Mahlzeiten mindestens fünf Stunden vergehen lässt, bekommst du Lust, dich zu bewegen, und verbrauchst dabei Kalorien.

Bei der körperlichen Aktivität werden außerdem Glückshormone ausgeschüttet. Die Lust nach Bewegung steigert sich. Du baust Muskeln auf – und die verbrauchen die meiste Energie, deutlich mehr als Fett. Sogar wenn du schläfst, nimmst du dann spielerisch ab.

Erfrischend simple Regel

Halten wir längere Essenspausen ein, dürfen wir mehr essen. Denn durch den Drang nach Bewegung arbeitet der Körper schließlich einiges wieder ab. Es ist wirklich so einfach: Um mit Leichtigkeit schlank zu werden und zu bleiben, solltest du auf längere Essenspausen achten. Und nach Herzenslust dem neu erwachten Bewegungsdrang nachgeben. Iss dreimal am Tag, bis du satt bist, und lass alle Snacks und Zwischenmahlzeiten weg – schon bist du auf dem Weg zur Wunschfigur.

Glückstipps

RICHTIG DOSIERT BEWEGEN

Ohne Bewegung nehmen wir nicht ab. Wenn wir weiterhin das ignorieren, wozu unser Körper bestimmt ist, wird er nicht zu dem, was uns gefällt. Da können uns alle Diäten der Welt versprechen, was sie wollen. Auf welche Weise wir uns zur Bewegung verleiten lassen, spielt keine Rolle – ob durch Essenspausen und das foxa2-Protein, ob durch Steigerung unserer Körperwahrnehmung oder durch Freunde, die uns schon immer mal zum Sport mitnehmen wollten – wesentlich ist nur, dass wir es tun.

- Wenn du beginnst, deinen Körper zu lieben und anzunehmen, dann wirst du dich automatisch bewegen wollen – denn der Bewegungsdrang steckt in uns, er ist unser biologisches Erbe.
- Verändere Stück für Stück deine Bewegungsgewohnheiten: Steig nicht gleich für jede kleine Besorgung ins Auto. Geh so oft wie möglich zu Fuß oder fahr mit dem Fahrrad.
- Bewegung setzt Endorphine in uns frei, die uns wirklich glücklicher machen. Wieso sollten wir auf dieses Glücksgefühl verzichten? Bewegung macht dich auch leistungsfähiger und stressresistenter. Und: Erst wer sich so richtig ausgepowert hat, kann danach auch in vollen Zügen entspannen und ruhen.
- Mach Bewegung zu deiner Gewohnheit, indem du feste Zeiten dafür einplanst, dich nicht überforderst und dich ganz langsam steigerst.
- Nur der Spaß an der Bewegung zählt – und nicht, ob du die neueste Trendsportart machst oder ob andere meinen, dass du das Richtige tust.
- Führe eine »Wie fühle ich mich danach«-Liste für deine sportlichen Aktivitäten, auf der du notierst, was du getan hast und wie du dich danach gefühlt hast. Das motiviert.

Sauerkrautsuppe

*Sauerkraut – sehr kalorienarm, sehr vitaminreich, sehr gesund!
Da dürfen sogar ein paar Esslöffel Sahne dazu und heraus kommt
ein feines Süppchen, das schmeckt und nebenbei entschlackt.*

FÜR 4 PORTIONEN

Zubereitung: 15 Minuten
+ 30 Minuten Kochen

ZUTATEN

1 Zwiebel
1 Apfel
400 g Kartoffeln
1 EL Butter
250 g Sauerkraut
etwa 800 ml
 Gemüsebrühe
Salz, Pfeffer
2 TL getrockneter
 Majoran
100 g Sahne
2 EL Schnittlauch-
 röllchen

✦ Die Zwiebel schälen und fein hacken. Den Apfel schälen, vom Kerngehäuse befreien und in Spalten schneiden. Kartoffeln schälen und klein schneiden. Die Butter in einem Topf erhitzen und Zwiebel und Apfel darin andünsten. Kartoffeln und Sauerkraut zugeben, die Brühe angießen. Mit Salz, Pfeffer und Majoran würzen. Die Suppe etwa 30 Minuten bei mittlerer Hitze zugedeckt kochen lassen. Dabei ab und zu umrühren.

✦ Die Suppe mit dem Mixstab pürieren und die Sahne zugeben. Ist das Ganze zu sämig, noch etwas Brühe angießen. Noch einmal erhitzen und mit Salz und Pfeffer abschmecken. Mit Schnittlauchröllchen bestreut servieren.

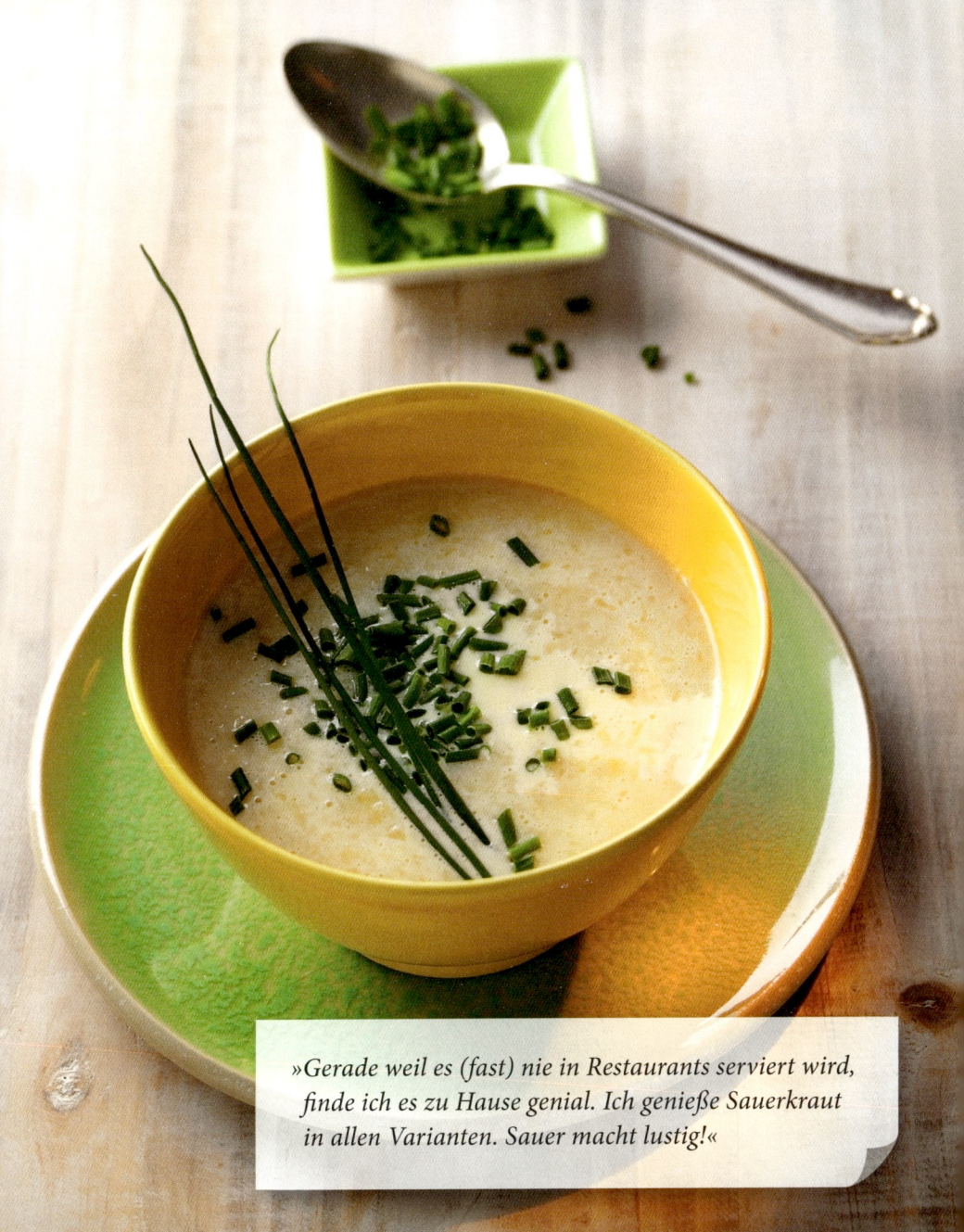

»Gerade weil es (fast) nie in Restaurants serviert wird, finde ich es zu Hause genial. Ich genieße Sauerkraut in allen Varianten. Sauer macht lustig!«

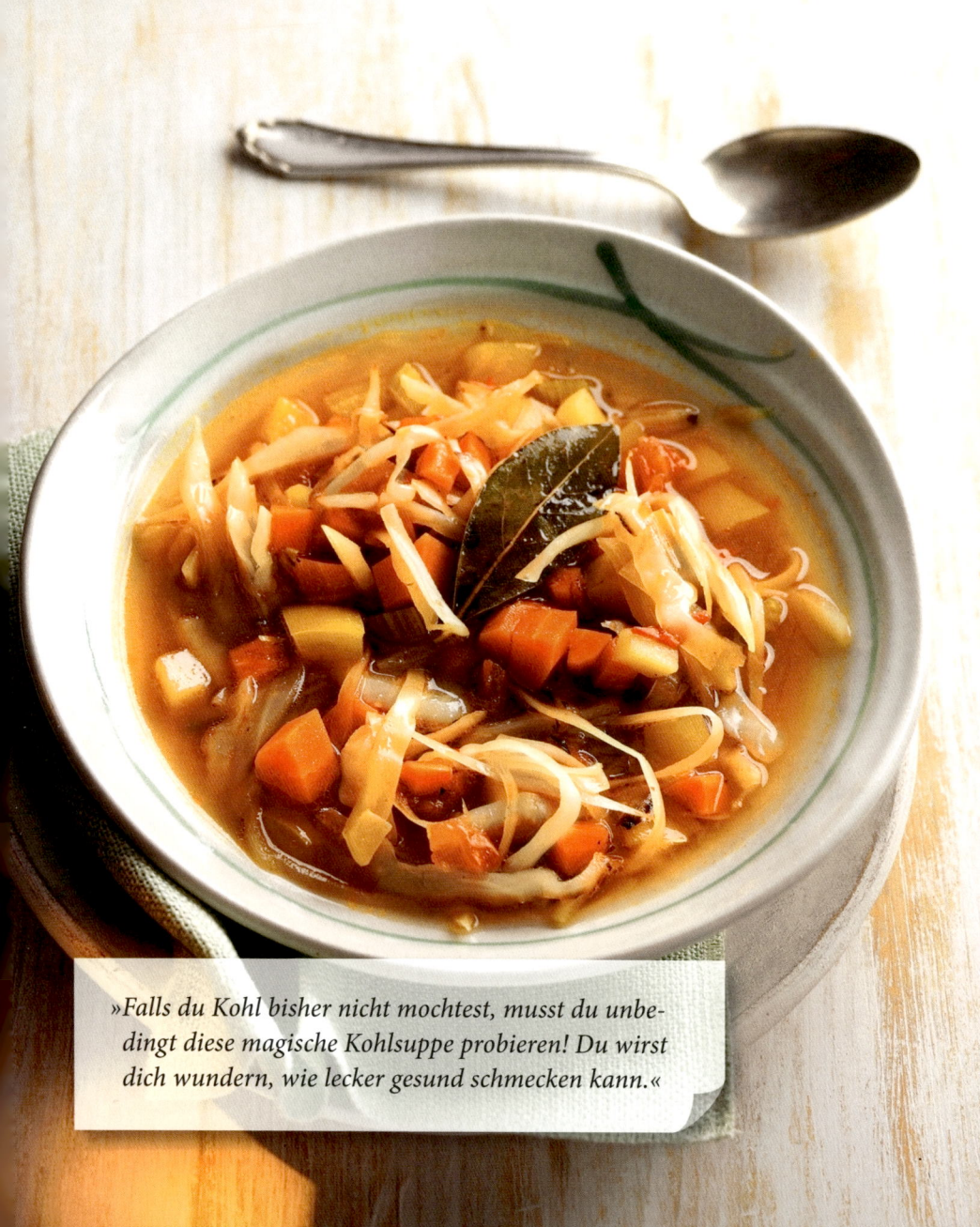

»Falls du Kohl bisher nicht mochtest, musst du unbedingt diese magische Kohlsuppe probieren! Du wirst dich wundern, wie lecker gesund schmecken kann.«

Scharfe Kohlsuppe

Weißkohl gilt als der »Arzt des kleinen Mannes«. Diese Suppe ist nicht nur extrem gesund, sondern das beste Gericht zum Abnehmen. Unter Experten gilt es als bewiesen, dass man von stückigen Suppen wesentlich weniger isst, um sich satt zu fühlen und dass scharfe Kost ebenfalls schneller sättigt.

FÜR 4 PORTIONEN

Zubereitung: 20 Minuten
+ 30 Minuten Kochen

ZUTATEN

500 g Weißkohl
1 Stange Staudensellerie
1 große Karotte
1 gelbe Paprikaschote
4 reife Tomaten
2 große Kartoffeln
1 große Zwiebel
1–2 rote Chilischoten
2 EL Olivenöl
2 l Gemüsebrühe
1 Lorbeerblatt
1 TL Kümmel
Salz
Cayennepfeffer
1 Bund Petersilie

❖ Das Gemüse waschen und abtrocknen. Weißkohl in feine Streifen schneiden, dabei harte Blattrippen entfernen. Vom Staudensellerie die Fäden abziehen und die Stange in Scheibchen schneiden. Karotte schälen, Paprikaschote entkernen, von den Tomaten den Stielansatz entfernen und alles in Würfel schneiden. Kartoffeln schälen und ebenfalls würfeln. Die Zwiebel schälen und fein hacken. Chilischoten entkernen und fein würfeln.

❖ Das Olivenöl in einem großen Topf erhitzen, Zwiebel und Chili darin anbraten. Das Gemüse zugeben, einige Minuten andünsten, Gemüsebrühe angießen. Lorbeer, Kümmel, Salz und Cayennepfeffer zugeben und aufkochen lassen. Temperatur reduzieren und die Suppe bei mittlerer Hitze knapp 30 Minuten kochen lassen. Die Petersilie waschen und trockentupfen. Blättchen abzupfen und hacken.

❖ Die Suppe mit Salz und Cayennepfeffer abschmecken und mit Petersilie bestreut servieren.

Knusperfladen

Wer hungrig durch die Wohnung streift, sollte diese hauchdünnen Fladen im Vorrat haben: Sie schmecken gut, enthalten nur gesundes Getreide und die ganzen Körner zwingen uns zum gründlichen Kauen. Da freuen sich unsere Geschmacksnerven und wir sind schnell satt und zufrieden.

FÜR 3 BLECHE

Zubereitung: 30 Minuten
+ 3 x 7 Minuten Backen

ZUTATEN

75 g Butter
200 g Mehl (Type 1050)
2 EL Leinsamen
2 EL Hirse
2 EL Haferkleie
1 TL Salz

❖ Die Butter in einem Töpfchen zerlassen. Mehl mit Leinsamen, Hirse, Haferkleie und Salz mischen. Flüssige Butter und etwa 75 ml Wasser zugeben und alles zu einem elastischen Teig verkneten.

❖ Den Teig in drei Portionen teilen. Den Backofen auf 220 °C vorheizen. Jede Portion auf einem Blatt Backpapier zu einem dünnen Fladen von 2 bis 3 mm Stärke ausrollen. Jeder Fladen hat fast die Größe eines Backblechs, muss aber natürlich nicht genau viereckig sein.

❖ Die Fladen nacheinander im heißen Backofen jeweils 5 bis 7 Minuten backen. Sie sollen nicht zu dunkel werden, sondern wenn die Ränder leicht bräunen herausgenommen werden. Die Fladen zum Servieren in größere Stücke brechen.

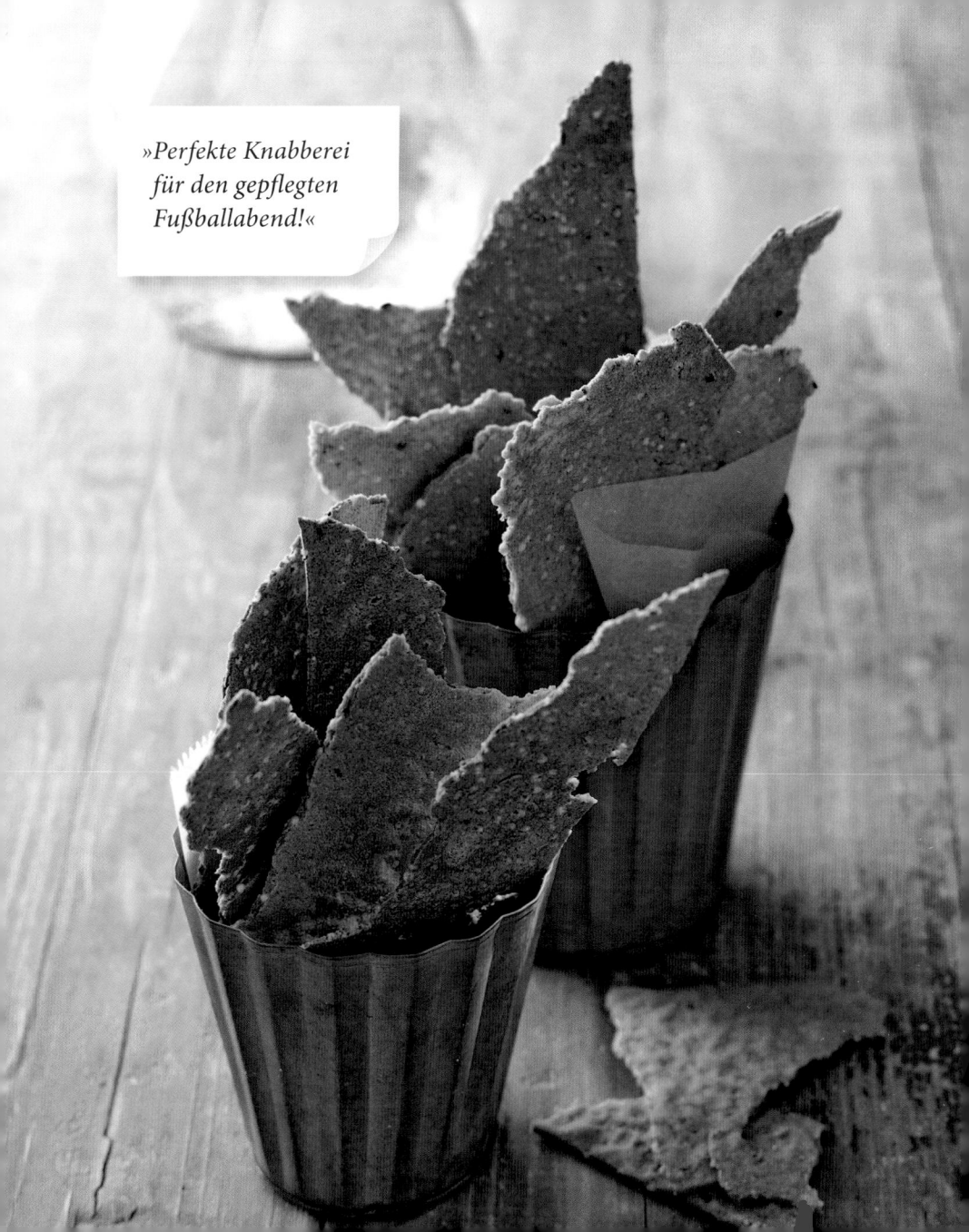

»Perfekte Knabberei
für den gepflegten
Fußballabend!«

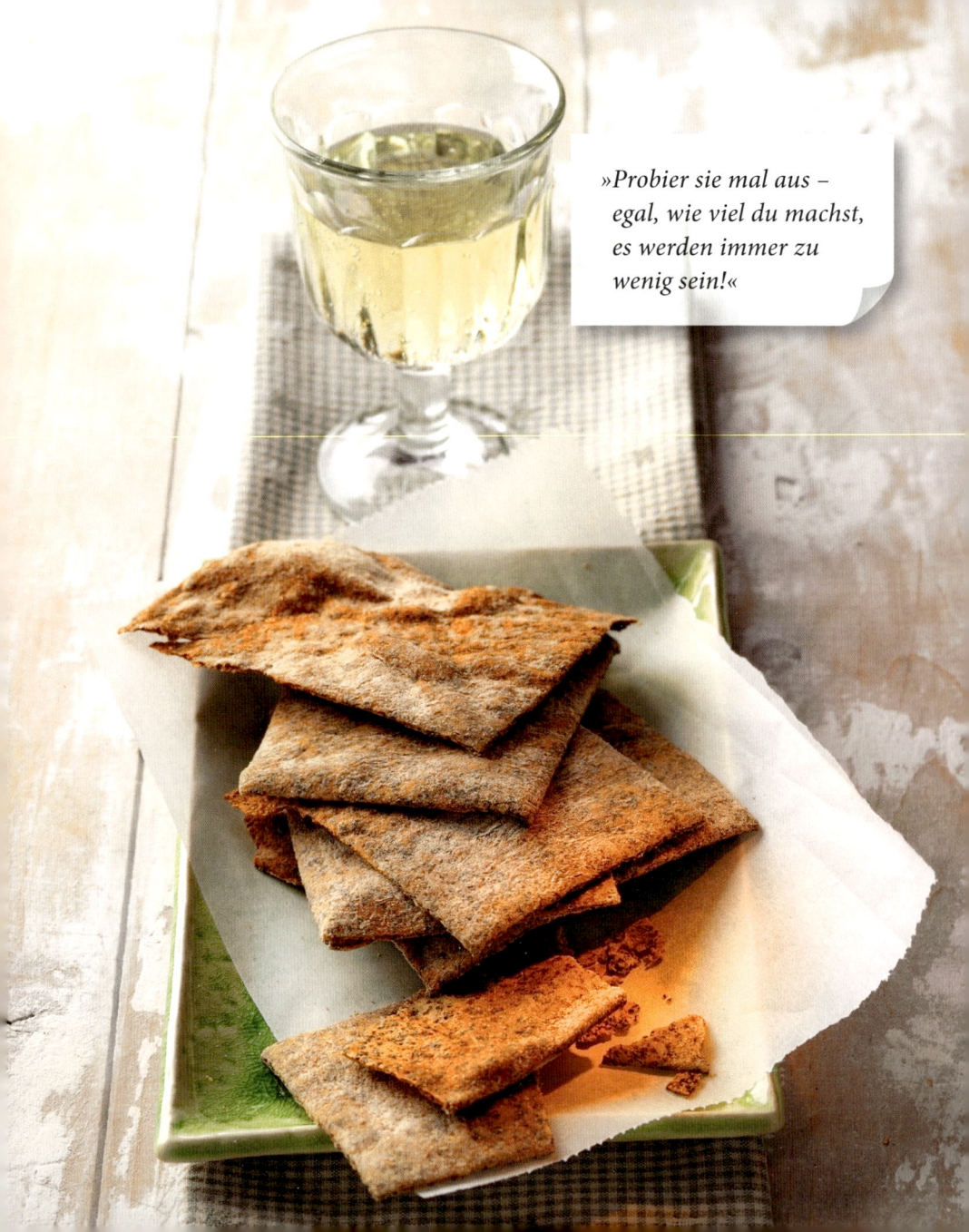

»Probier sie mal aus –
egal, wie viel du machst,
es werden immer zu
wenig sein!«

Mohnkräcker

Die gesündeste Alternative zu Chips – dabei knusprig und würzig!
Vollkornmehl und wohltuend wirkende Mohnkörner machen das
abendliche Knabbern auf der Couch zur Wohlfühlkur.

FÜR 1 GROSSES BACKBLECH

Zubereitung: 20 Minuten
+ 1 Stunde Gehen

ZUTATEN

40 g Mehl (Type 550)
40 g Weizenvollkornmehl
1 TL Salz
1 EL Mohn
1 EL Olivenöl
½ TL Honig
10 g Hefe (¼ Würfel)
Mehl für die Arbeits-
   fläche

✤ Beide Mehlsorten mit Salz, Mohn und Olivenöl in einer Schüssel mischen. Honig und Hefe mit 75 ml lauwarmem Wasser in einer Tasse glatt rühren und dazugießen. Mit einem Kochlöffel verrühren und zu einem glatten Teig verarbeiten. Den Teig abgedeckt an einem warmen Ort 1 Stunde gehen lassen.

✤ Den Backofen auf 200 °C vorheizen. Den Teig kurz durchkneten und auf der bemehlten Arbeitsfläche zu einem sehr dünnen Fladen in der Größe des Backblechs ausrollen. Auf das mit Backpapier belegte Blech legen und im vorgeheizten Backofen etwa 4 Minuten vorbacken. Herausnehmen und mit einem Teigrädchen oder einem Messer in etwa spielkartengroße Rechtecke schneiden. Der Fladen lässt sich an diesen Linien dann gut brechen. Das Blech mit dem Fladen wieder in den Backofen schieben und in etwa 5 Minuten fertig backen.

✤ Herausnehmen und abkühlen lassen. An den Linien entlang in Stücke brechen und nach Belieben in Blechdosen aufbewahren.

Chili – Obstsalat

Chili regt den Kreislauf an, die Durchblutung und die Verdauung. Der gesamte Stoffwechsel kommt in Schwung, und damit purzeln die Kilos. Je bunter die Obstzusammenstellung, desto besser: Jede Obstsorte enthält einen speziellen Vitamincocktail, der sich positiv auf unsere Gesundheit auswirkt.

FÜR 2 PORTIONEN

Zubereitung: 20 Minuten

ZUTATEN

1 Orange
1 Banane
¼ Ananas
1 Mango
½ rote Chilischote
2 EL Brombeeren oder
 Heidelbeeren
1 EL Honig
1 EL Zitronensaft
1 Prise Salz

✤ Orange und Banane schälen und in Stücke beziehungsweise Scheiben schneiden. In einer Schüssel vermischen. Ananas schälen und vom harten Strunk befreien, die Mango schälen und das Fruchtfleisch vom Kern schneiden. Ananas und Mango in Stücke schneiden. Die Chilischote halbieren und entkernen. Zunächst in dünne Streifen, diese dann in feinste Stückchen schneiden. Beeren säubern. Alle vorbereiteten Zutaten vermischen.
✤ Honig, Zitronensaft und Salz verrühren und mit dem Obst vermischen. Das Ganze kurz durchziehen lassen und servieren.

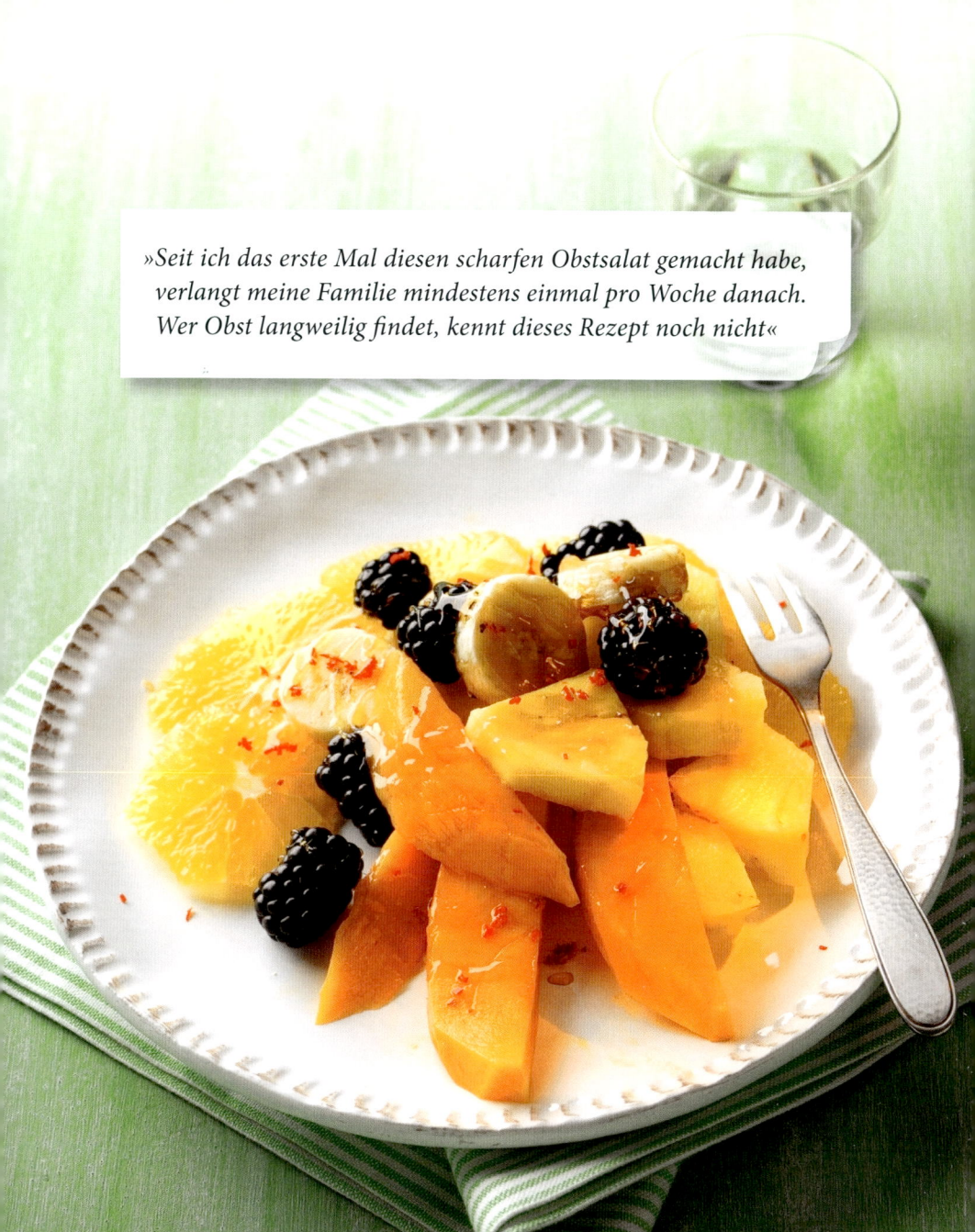

»Seit ich das erste Mal diesen scharfen Obstsalat gemacht habe,
verlangt meine Familie mindestens einmal pro Woche danach.
Wer Obst langweilig findet, kennt dieses Rezept noch nicht«

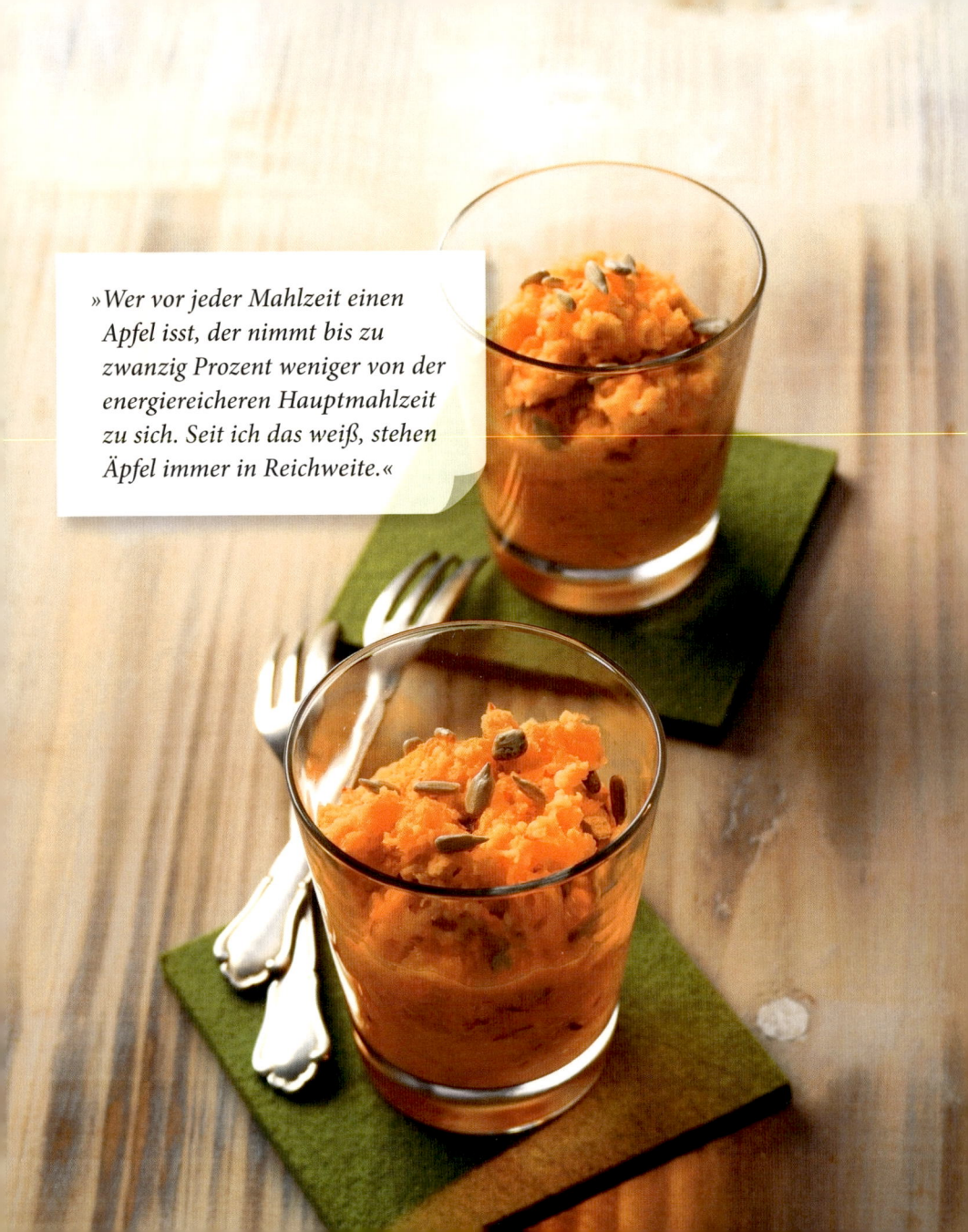

»Wer vor jeder Mahlzeit einen Apfel isst, der nimmt bis zu zwanzig Prozent weniger von der energiereicheren Hauptmahlzeit zu sich. Seit ich das weiß, stehen Äpfel immer in Reichweite.«

Apfel–Karotten–Dessert

An dieses Dessert dürfen sogar Sahne und Honig: Damit würzen wir nämlich eine große Portion Äpfel und Karotten, die quasi keine Kalorien haben und unseren Körper beim Abnehmen und Entwässern unterstützen.

FÜR 2 PORTIONEN

Zubereitung: 10 Minuten

ZUTATEN

250 g Karotten
250 g Äpfel
Saft von ½ Zitrone
1 EL flüssiger Honig
etwa 50 g Sahne
1 EL Sonnenblumen-
  kerne nach Belieben

❖ Karotten waschen, putzen und fein reiben. Äpfel waschen, abtrocknen und ebenfalls fein reiben, dabei das Kerngehäuse übrig lassen. Karotten, Äpfel und Zitronensaft sofort vermischen.

❖ Honig und Sahne unterrühren. Eventuell noch etwas mehr Sahne zufügen. Die Mischung auf zwei Schälchen verteilen und nach Belieben mit Sonnenblumenkernen bestreuen. Sofort servieren, damit die Äpfel nicht braun werden.

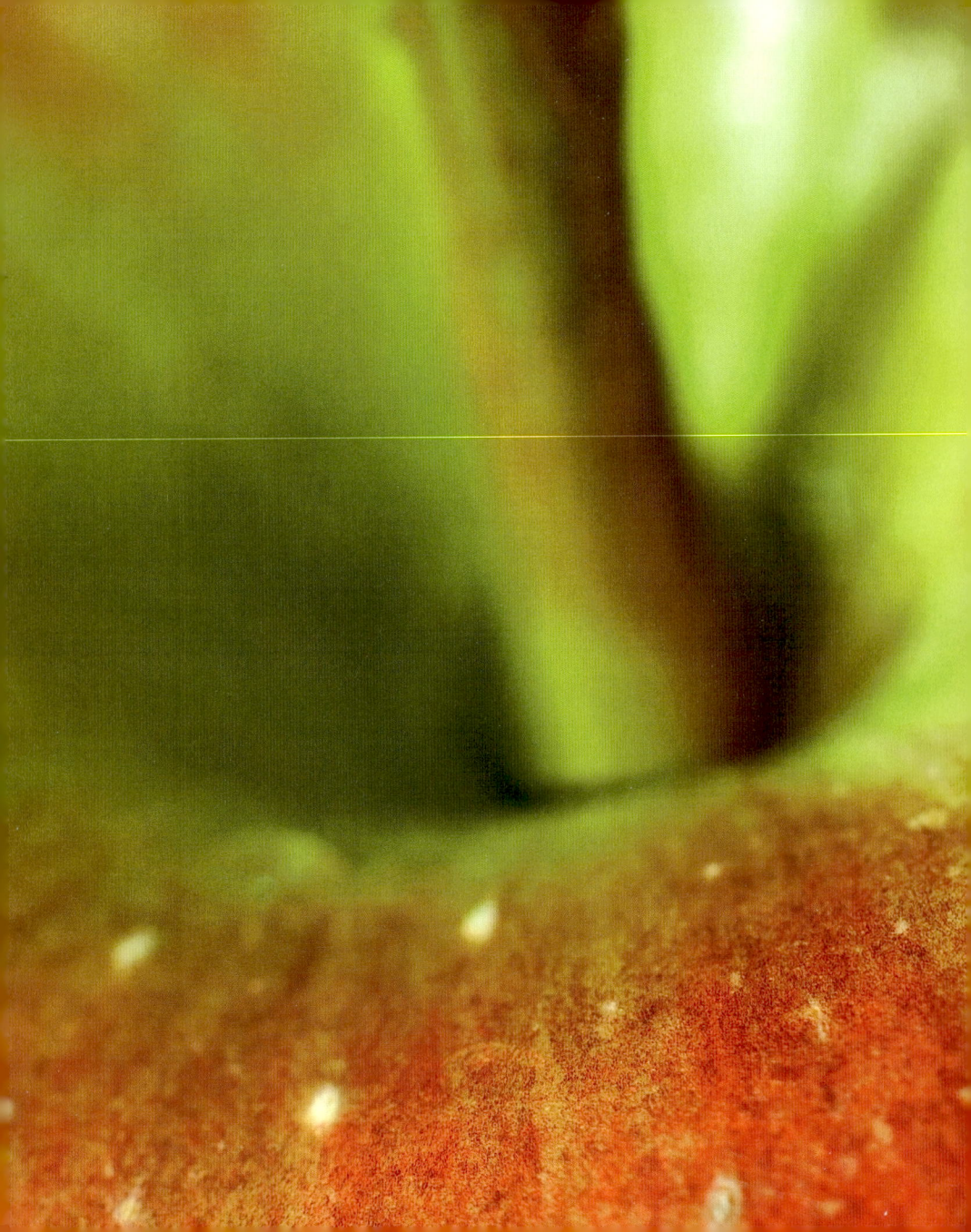

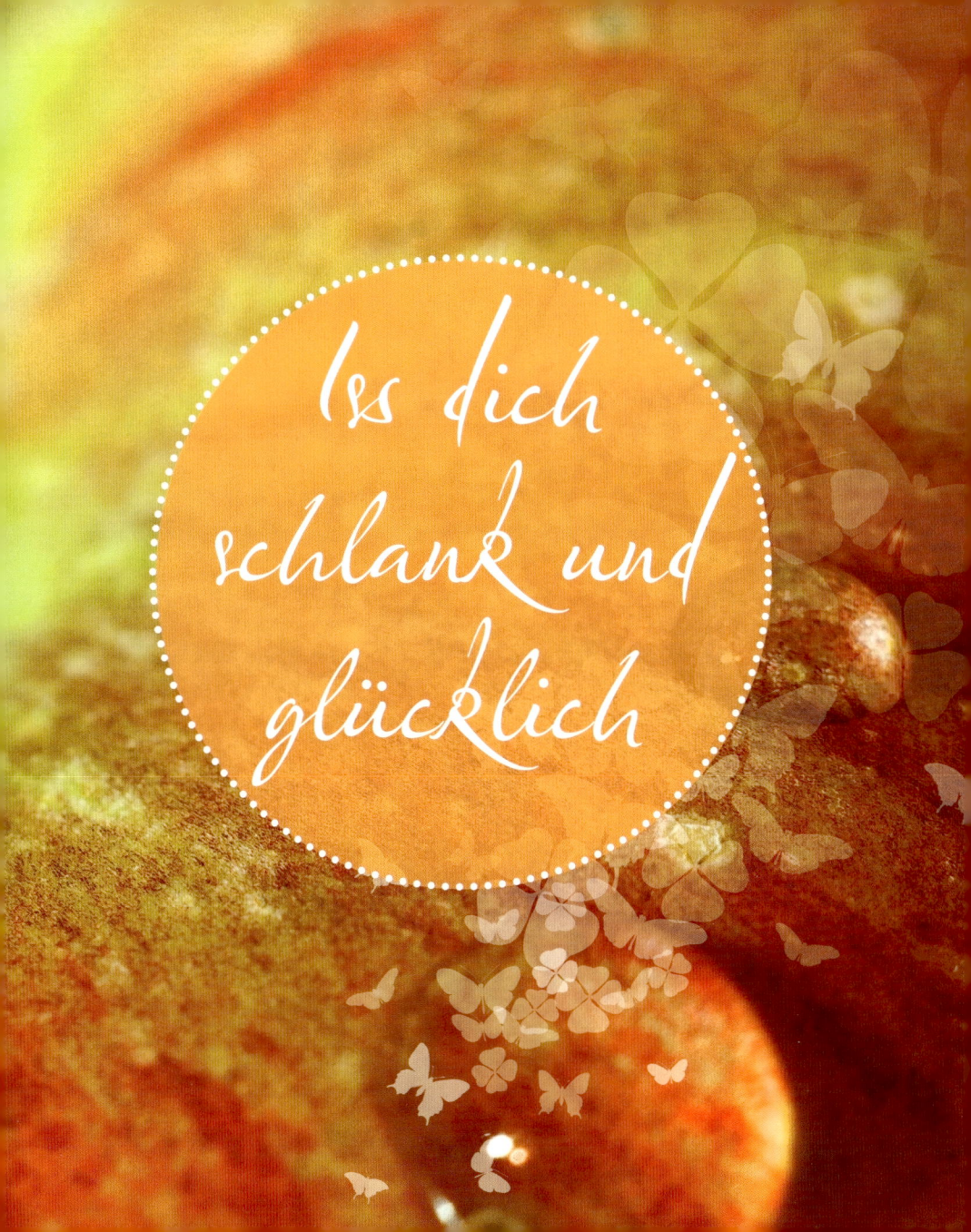

Glücksproduzent Gehirn

Essen kann und sollte uns glücklich machen. Es kommt ganz einfach darauf an, dem Gehirn das zu liefern, was es zur Produktion von Glückshormonen und entsprechenden Botenstoffen veranlasst.

Oft habe ich mich etwa gefragt, warum ich beim Schreiben so eine große Lust auf Schokolade habe. Manchmal habe ich sogar nebenher eine ganze Tafel gegessen. Weil ich mir Gedanken darüber machte, ob das überhaupt gesund sei, habe ich angefangen, mich mit der Nahrungsaufnahme meines »Hauptmitarbeiters« – meines Gehirns – genauer zu beschäftigen. Ich habe herausgefunden: Unser Gehirn ist ein Despot. Und das im wahrsten Sinne des Wortes. Obwohl es gerade mal zwei Prozent unserer Körpermasse ausmacht, verbraucht es die Hälfte der Energie aus unserem Essen! Unser Gehirn braucht Wasser, Sauerstoff und Vitalstoffe. Und am allerliebsten »isst« es Kohlenhydrate und Zucker. Es braucht diese Stoffe, damit es arbeiten kann.

Der Vielfraß im Kopf

Unser Gehirn zapft für sich selbst sofort einen Teil der Energie aus der Nahrung ab, bevor der Körper alle anderen Organe versorgen kann. Und weil es die Energie nicht speichern kann, fordert es immer wieder Nachschub an und sendet uns deutliche Signale, es zu bedienen. Jetzt verstand ich endlich meinen Heißhunger auf Schokolade! Und jetzt war mir mein Bioschokoladevorrat im Kühlschrank nicht mehr peinlich, denn mein Kopf sollte ja auch zufrieden sein. Fehlt nämlich die Glukose im Blut, lässt zuerst die Konzentration nach, dann werden wir zittrig und nervös. Für volle Konzentration ist das Gehirn auf eine ununterbrochene Versorgung mit Glukose angewiesen.

Gute Gefühle entstehen im Gehirn

Aus dem, was wir essen und trinken, zweigt unser Gehirn sich nicht nur Glukose, sondern auch Aminosäuren ab, die es benötigt, um die wichtigsten Botenstoffe des Glücks und der guten Stimmung herzustellen: Serotonin, Dopamin und Noradrenalin. Die beiden letzten gelten neben unseren Wachstumshormonen übrigens auch als Schlank-Botenstoffe.

Und nun wird es interessant. Unser Gehirn besteht aus drei Teilen: Groß-, Zwischen- und Stammhirn. Im Zusammenhang mit unserem Essverhalten geht es vor allem um den mittleren Teil. Dieses Zwischenhirn ist die Mutter unserer Wunschfigur! Es ist direkt an unser Unterbewusstsein gekoppelt und zuständig für unsere Gefühle und Impulse. Es fungiert als Belohnungs- und Bestrafungszentrum. Es lässt also unser Glücksempfinden und unsere negativen Stimmungen entstehen. Es produziert Endorphine, die körpereigenen Glücksbotenstoffe, die uns euphorisch machen.

Wenn du in der Vergangenheit abnehmen wolltest – mit erfolglosen Diäten, die auf Kontrolle und strikten Verboten basieren –, so war dein Zwischenhirn für damit verbundene negative Gefühle wie Schuld, Wut, Aggression und Frust verantwortlich. Ein Teufelskreis, weil du dich dann wahrscheinlich mit Essen wieder über diese negativen Gefühle hinweggetröstet hast. Verbindest du hingegen Abnehmen mit Wohlbefinden und einer neuen Leichtigkeit, mit Glücksregeln statt Verzicht, so wirst du dafür mit guten Gefühlen belohnt und bleibst dran.

Genießen lädt das Glück ins Leben ein

Noch einmal wird also klar, worum es geht: um den Genuss. Und deswegen genieße ich jeden Bissen, wenn ich Schokolade esse oder mit Freunden ein Drei-Gänge-Menü koche. Ich genieße und empfinde dabei Glücksgefühle. Ich habe eine Verabredung mit meinem Körper getroffen: Wenn ich ihm an einem Tag zu viel des Guten zugemutet habe, dann bewege ich mich am nächsten Tag einfach mehr. Ich fahre dann eine halbe Stunde länger mit dem Fahrrad durch die Natur. Oder hüpfe mindestens zehn Minuten länger auf meinem Gute-Laune-Trampolin. Das baut noch dazu Stress ab, entspannt mich und erzeugt so in mir wiederum ein richtiges Wohlgefühl. Haben wir gute Gefühle, kommt die Lust auf Gesundes und körperliche Aktivität ganz von allein – und die überzähligen Pfunde machen sich aus dem Staub.

Wie frisch verliebt mit Phenylethylamin

Die Autorin und Diplom-Biologin Dr. Andrea Flemmer hat in ihrem Ernährungsratgeber *Mood-Food – Glücksnahrung* beschrieben, wie wir uns glücklich essen können. Sie erklärt auch, wie uns diese »Glücksnahrung« schlank hält. Schokolade, sagt sie, ist gut für uns, denn sie enthält den Stoff Phenylethylamin, der in uns eine Art Verliebtheitsgefühl auslöst. Ich habe mich wirklich gefreut, als ich gelesen habe, dass meine geliebte Bitterschoko-lade – ebenso wie Bananen, Datteln, Feigen, Parmesan und Vollkornproduk-te – zur Ausschüttung des Glückshormons Serotonin beiträgt.

Auch Omega-3-Fettsäuren sind echte Stimmungsaufheller, deswegen ist es wichtig, häufiger Fisch zu essen – oder auch Leinsamen und Leinöl. Als wahre Stimmungskiller beschreibt Flemmer Weißmehl, Zucker und Alko-hol, weil sie zu einem Mangel an Vitamin B führen und dieser uns Trübsal blasen lässt. Ich esse oft Nüsse, Sauerkraut, Spinat, Brokkoli, Rote Bete und Weizenkeime und trinke auch gern mal ein Glas Buttermilch. All das sind Glücksnahrungsmittel, die hohe Mengen an Vitamin B enthalten.

Was mich ganz besonders freut, da ich Scharfes liebe: Es kann beides, es macht schlank und glücklich! Chili, Ingwer und Pfeffer sind echte Gute-Laune-Bomben, weil das leicht schmerzhaft-feurige Gefühl im Mund unser Gehirn dazu veranlasst, Glückshormone auszuschütten, um diesen »Schmer-zen« entgegenzuwirken. Darüber hinaus fördern sie die Fettverbrennung.

Für Naschkatzen ist ein Kraut gewachsen

Wir haben eine angeborene Prägung für Süßes, schließlich schmeckt schon die Muttermilch süß. Wir bleiben dann dabei und konsumieren Zucker nicht nur in seiner typischen weißen oder braunen Form als Saccharose, er versteckt sich hinter Bezeichnungen wie Dextrose, Galaktose, Invertzucker, Isoglukose, Laktit, Laktose, Maltodextrin oder Maltose in den meisten industriell gefertigten Produkten. Sie alle machen Lust auf mehr.

Möglichst keinen Zucker!

Das Geheimnis der Wunschfigur steckt in folgender Glücksregel: Verzichte auf Zucker, denn er ist für unseren Stoffwechsel das Gleiche wie Zeitungspapier für den Kamin. Er verursacht eine kurze Stichflamme und dann erlischt das Feuer, ohne nachhaltige Wärme zu liefern. Süßes führt nämlich dazu, dass unser Blutzuckerspiegel nach oben schießt, um danach sofort wieder rapide zu fallen – und dann fordert unser Körper Nachschub. Weniger Zucker macht nicht nur schlank, er schraubt auch das Krebsrisiko runter, die Gehirnleistung rauf, steigert die Konzentration und macht schöne Haut.

Ein ausgeglichener Blutzuckerspiegel hält uns schlank. Am besten hilft also, den täglichen und ganz natürlichen Schwankungen unseres Blutzuckerspiegels – der am späten Vormittag und Nachmittag sein Tief erreicht – mit einem ausgiebigen Frühstück (Müsli mit Früchten und Joghurt, Vollkornbrot mit Tomate, Gurke und magerem Schinken, körnigem Frischkäse oder Hartkäse) und regelmäßigen Mahlzeiten entgegenzuwirken.

Kohlenhydrate – wie sie zum Beispiel in Brot, Reis, Kartoffeln oder Nudeln, in geringeren Mengen auch in Gemüse und Obst vorkommen – versorgen uns ebenfalls mit »Zucker«, aber auf wesentlich verträglichere Art. Denn Kohlenhydrate werden im Körper in Zucker umgewandelt, aber viel langsamer als das ungünstige weiße Süßungsmittel aufgenommen.

Verwende Stevia!

Diese kleine Pflanze aus Paraguay ist ein natürlicher Süßstoff und dreißigmal süßer als Haushaltszucker. Stevia war lange Zeit umstritten und wird jetzt endlich auch in Deutschland zugelassen. Es ist eine gesunde – und kalorienfreie! – Alternative und ein viel besserer Ersatz für Rohrzucker als künstlich hergestellte Zuckeraustauschstoffe wie Aspartam und Saccharin. Es senkt nachweislich den Blutzuckerspiegel, macht nicht dick und auch keine Löcher in die Zähne durch Karies. Probier es doch einfach mal aus: Stevia ist im Handel zu kaufen – beispielsweise flüssig, wie wir es in den Rezepten dieses Buches nutzen – und wird mittlerweile auch schon in einigen Joghurts zur Süßung verwendet.

Wenn dir der Geschmack nicht behagt, so kannst du auch Akazienhonig oder Ahornsirup zum Süßen nehmen. Auch Rohrohrzucker ist in geringen Mengen absolut in Ordnung. Achte einfach darauf, deinen »Süßkonsum« insgesamt gering zu halten. Denn auch das Süßen ist eine Frage der Gewohnheit. Dich umzustellen kostet dich nichts außer Wille, Zeit und Geduld.

Alltagstipp

KEINE VERBOTE

Wenn du nach einer herzhaften Mahlzeit Lust auf etwas Süßes verspürst, dann kannst du ihr getrost nachgeben. Auf der Hüfte landet das Dessert nur, wenn es den Blutzucker zum Schaukeln bringt, also wenn du weißen Zucker isst und wenn du immer wieder zwischendurch Süßigkeiten naschst. Verbiete dir nichts, sondern wähle gute Alternativen, die dich genauso glücklich machen: die tollen Rezepte ab Seite 135 zum Beispiel.

Kochen ist Lebensfreude pur

Koch dir so oft es geht selbst frische Mahlzeiten. Verzichte auf Essen aus der Plastiktüte und Fertigprodukte – so umgehst du nebenbei auch viel unnötigen Zucker. Selberkochen ist Teil des Genießens. Außerdem schmeckt das liebevoll selbst Zubereitete meist am besten.

Prüfe auch hierbei deine Gewohnheiten. Hat dir deine Mutter oder dein Vater das Kochen vorgelebt? Welche Art zu kochen hast du von ihnen übernommen? Heute wird ganz anders gekocht als noch zu ihrer Zeit. Vielleicht haben sie gelernt, alles mit Butter oder Schmalz zu braten. Wir haben heute die Wahl zwischen vielen guten, hochwertigen Ölen mit wertvollen, schlankmachenden Omega-3-Fettsäuren, die unsere Wunschfigur unterstützen. Michaelas Mutter hat zum Beispiel jede Suppe mit Mehlschwitze als Grundlage gekocht. Nur wenn eine Suppe oder Sauce sämig war, war sie in ihren Augen gut. Wir haben uns diese dickmachende Tradition schnell abgewöhnt.

Back dir Brot und Kuchen selbst

Ich denke gern an die Vorfreude, die mich ergriff, wenn meine Mutter Kuchenteig anrührte und die Kastenform dann endlich ins Rohr schob. Ein unsichtbarer süßer Duftfaden durchzog bald das ganze Haus. Dieses Glück kann ich mir heute wieder ins Leben zaubern, indem ich selbst backe.

Probier es aus, back dir Süßes und Brot selbst. Dann kennst du die genauen Inhaltsstoffe und hast ein gutes Gefühl bei jeder Scheibe Brot. Du magst gern Kürbiskerne oder Walnüsse oder Karotten im Brot? Verwende die Zutaten, die du liebst, und stell dir dein ganz persönliches Lieblingsbrot zusammen. Backen ist eine Form von Liebe und die kannst du schmecken. Ein Grundrezept findest du im Rezeptteil auf Seite 132. Und noch mehr Freude macht es natürlich, wenn du dich mit Freunden verabredest und stimmungsvolle Backpartys zelebrierst.

Glückstipps

ISS DICH GLÜCKLICH

- Weg mit den Lightprodukten und dem Süßstoff! Zucker lässt den Blutzuckerspiegel ansteigen und das regt die Insulinproduktion im Körper an, um diesen wieder zu senken. Süßstoff oder Lightprodukte helfen da nicht weiter, denn sie verwechselt unser Körper mit echtem Zucker und produziert deshalb ebenso Insulin. Wenn dann aber gar kein richtiger Zucker im Magen ankommt, muss der Körper das fälschlicherweise gebildete Insulin wieder loswerden und schüttet Glykagon aus, das den Blutzuckerspiegel unter sein normales Niveau absacken lässt. Und schon bekommst du wieder Hunger.

- Insgesamt lieber weniger Zucker! Damit kannst du schon beim Kaffee anfangen. Keine Sorge: Nicht von jetzt auf heute! Gewöhn dich langsam um und reduziere die gewohnte Zuckermenge in deiner Kaffeetasse nach und nach. Und stell auf Stevia und Ahornsirup um.

- Gönn dir – wenn es denn mal sein muss – deinen Schokoriegel lieber gleich nach dem Essen. Dann ist der Körper so sehr mit der Verdauung beschäftigt, dass die gesamte Energie dafür verbraucht wird. So landet das kleine Extra eben nicht auf der Hüfte oder am Bauch. Tatsächlich ist es oft aber nur eine Angewohnheit, nach dem Essen Süßes zu »brauchen«. (Trocken-)Obst zum Nachtisch liefert deinem Körper ebenfalls die nötige Nachmittagsenergie.

- Verwöhn dich mit einem Tee aus 1001 Nacht: Frische Pfefferminze aufbrühen und mit Akazienhonig süßen. Das katapultiert dich sofort raus aus dem Alltag und hinein in den Souk von Marrakesch.

- Das Glück ist gelb: Bananen enthalten viel Tryptophan und Kohlenhydrate, die unser Gehirn in Serotonin umbaut. Das gelbe Glück kann man auch trinken: im Bananen-Lassi (Rezept Seite 43).

- Eine Hülse fürs Glück: Hülsenfrüchte wie Linsen, Erbsen und Bohnen liefern ebenfalls viel Tryptophan. In ihnen steckt auch eine Stärke, die für unseren Körper nicht zu verdauen ist – und das hält schlank.
- Ich liebe frische Kräuter und Gewürze: Die ätherischen Öle in Knoblauch, Zwiebeln, Petersilie, Basilikum, Kresse, Thymian, Oregano und Muskatnuss vertreiben trübe Gedanken. Sie liefern außerdem wasserlösliche B-Vitamine, die den Stoffwechsel ankurbeln.
- Mageres Fleisch (Putenbrust, Hähnchen, Kalbsfilet, Rindfleisch) ist reich an sättigendem Eiweiß, das kaum Insulin benötigt und die Fettverbrennung auf Hochtouren laufen lässt. Es versorgt dich (mich nicht, ich bin ja Vegetarier) mit stimmungsaufhellenden Aminosäuren.
- Nüsseknacken macht glücklich: Ich liebe Nüsse und am liebsten mag ich Mandeln, Walnüsse, Cashew- und Kürbiskerne. Sie sind absolute Glücksbringer und regulieren den Appetit. Sie liefern uns lebensnotwendige Vitamine und Mineralien wie Zink, Kalium, Magnesium, Phosphor, Eisen, Kalzium und Pantothensäure. Außerdem viel Eiweiß, das den Muskelaufbau unterstützt und richtig schön satt macht. Sie sind lecker im Salat und übrigens auch eine super SOS-Ration für den kleinen Heißhunger zwischendurch.
- Die grüne Frucht mit nussigem Geschmack: Avocado. In ihrem dunkelgrünen Fruchtfleisch steckt besonders viel vom Glücksbotenstoff Serotonin und jede Menge Vitamin E. Sicher, Avocado hat viel Fett, aber sie enthält die guten ungesättigten Fettsäuren (Rezept Seite 112).
- Weniger ist mehr: Lade dir kleine Häppchen auf den Teller und nimm dann wenn nötig lieber einen Nachschlag. Ideal ist, wenn die Hälfte deines Tellers von buntem Gemüse, Salat oder Obst bedeckt ist. Du kannst es kreativ anrichten – das macht Spaß und die Beschäftigung mit dem Essen lässt dich auch schon vorab ein bisschen satt werden.

Körper und Geist
IN BALANCE

Auch ich war über längere Zeit komplett verwirrt, was man denn nun essen »darf« oder nicht. Der Supermarkt ist überschwemmt mit fettfreien Produkten – doch es gibt ja auch die »guten« Fette. Man soll viel Ballaststoffe essen und wenig Kohlenhydrate, dazu jede Menge Eiweiß – vor dem aber gleichzeitig wegen der Erhöhung der Harnsäurewerte gewarnt wird ... Um die ganzen neu aufkommenden Richtlinien zu verstehen, muss man fast selbst zum Ernährungswissenschaftler werden! Die Wahrheit ist: Wir brauchen keinen Sündenbock für unsere Wunschfigur! Auf die richtige Zusammenstellung unserer Nahrung kommt es an. Auf eine ausgewogene Versorgung mit Vitaminen, Ballast- und Vitalstoffen, Eiweiß, Fett und Kohlenhydraten.

Gesund essen und genießen

Ich persönlich freue mich darüber, dass ich einen wunderbaren Körper habe, der mir klare Signale sendet, worauf er gerade Lust hat. Ich bin verbunden mit ihm und höre darauf, wenn er mir bedeutet, dass er bewegt werden oder sich hinlegen will. Und genau das rate ich auch dir: Höre auf deinen Körper und finde deinen eigenen Weg zur Wunschfigur.

»Balance« heißt das Zauberwort: Sowohl Eiweiß als auch Kohlenhydrate und Fett sind wichtige Säulen in unserer Ernährung. Unser Gehirn braucht Kohlenhydrate, um richtig zu arbeiten und unsere Denkleistung zu erhalten. Und Fett ist nach Eiweiß der wichtigste Energielieferant. Es ist also wie bei so vielem wieder mal die Summe aller Teile, die schlank und glücklich macht. Die amerikanische Verhaltenstherapeutin und Ernährungsexpertin

Judith S. Beck sagte in einem Gespräch mit der Frauenzeitschrift MYSELF im September 2011: »Egal, wie günstig die genetische Disposition eines Menschen ist, niemand kann einfach essen, was er will.« Schlanke hätten Verhaltensweisen verinnerlicht, die gut für die Figur seien. Sie hielten sich an bestimmte Grundregeln und lebten das ursprüngliche Prinzip von »Diät«, wie es in der griechischen Antike einst auch gemeint war: als Lebensweise, die die Gesundheit von Körper und Geist erhält. Was, wann, wie viel und wie – darauf kommt es an.

Dein Motto sollte sein: Ich esse mich schlank und glücklich. Versteh diesen Satz als Aufforderung zu einer gesunden Lebensweise. Es ist einer der wesentlichen Schritte auf deinem Weg zur Wunschfigur. Du gehst ihn selbst. Und zwar gern, weil du merkst, dass er dir guttut. Ebenso wie nur du selbst deine Einstellung zum Essen und zu dir selbst ändern kannst, so kannst auch nur du selbst deine Ernährung umstellen. Ich gebe dir in diesem und den anderen Kapiteln wertvolle Anregungen, wie du dir deine Ernährung »leichter« machst. Geh lustvoll und kreativ damit um. Lass diese Ideen und Tipps langsam zu deinen eigenen werden. Lass sie dein Leben nachhaltig bereichern und deinen Körper leichter werden.

Macht Eiweiß schlank?

Ganz klar: Ja. Das bestätigt der aktuelle Forschungsstand. Eine ausgewogene Ernährung mit viel Eiweiß ist unschlagbar für die Wunschfigur. Das Eiweiß aus der Nahrung liefert unserem Körper Proteine und lebensnotwendige Aminosäuren, die wir für die Versorgung unserer Organe sowie für den Aufbau von Muskeln, Knochen, Knorpel, Haut, Haaren und Nägeln brauchen. Eiweißverbindungen steuern zudem wichtige Stoffwechselprozesse, beeinflussen unseren Hormonhaushalt und unterstützen unser Immunsystem. In tierischen Nahrungsmitteln steckt der Eiweißstoff L-Carnitin, der Fettmoleküle aus den Fettzellen lockt und sie zur Verbrennung in die

Muskelzellen bringt. Tierisches Eiweiß fördert den Fettabbau und verhindert gleichzeitig, dass Muskeln abgebaut werden. Tierische Eiweißlieferanten sind Ei, Fleisch (ideal sind mageres Rind, Huhn, Pute und Strauß), Fisch und Meeresfrüchte (Kabeljau, Tintenfisch, Flussbarsch, Seelachs, Languste, Thunfisch, Forelle, Seescholle, Hummer, Garnele) und Milchprodukte (Quark, Käse, Vollmilch und Naturjoghurt).

Und die gute Nachricht für eine fisch- und fleischlose Ernährung: Eiweiß steckt längst nicht nur in tierischen Produkten, auch Vegetarier kommen in seinen Genuss, wobei Hülsenfrüchte wie Soja ganz oben auf der Lieferantenliste stehen. Tierisches Eiweiß kann unser Körper zwar besser verwerten, ideal ist allerdings (auch für Nichtvegetarier) eine Kombination mit pflanzlichen Eiweißen – beide ergänzen sich perfekt. Ab Seite 112 findest du Rezepte und Anregungen, wie du Kohlenhydrate sowie tierische und pflanzliche Eiweißlieferanten zu leckeren Gerichten kombinieren kannst. Die Getreidesorten Amarant, Dinkel, Hafer, Hirse, Quinoa, Roggen und Buchweizen sind übrigens sowohl Kohlenhydrat- als auch Eiweißquelle.

Keine Angst vor Kohlenhydraten

Ganz ohne geht es keinesfalls. Wenn man keine Kohlenhydrate mehr isst, dann macht das unglücklich, es lässt die Laune sinken, und das ist letztlich der größte Dickmacher. Außerdem schaltet unser Körper bei Kohlenhydratmangel auf sein Notprogramm um. Das lässt uns zwar schnell abnehmen, aber leider nicht auf Dauer. Der Jo-Jo-Effekt lässt grüßen. Folgendes aber kannst du ausprobieren: Verzichte zweimal pro Woche morgens und abends auf Kohlenhydrate aus Brot, Müsli, Nudeln, Reis oder Kartoffeln. Spüre nach und fühle, ob es für dich einen Unterschied macht. Wann hast du mehr Energie, wann bist du länger satt?

Insgesamt macht's eine gesunde Mischung. Ideal ist, wenn du vollwertige Kohlenhydrate aus Vollkornprodukten mit Gemüse und tierischem sowie pflanzlichem Eiweiß kombinierst. Und zum Nachtisch gönnst du dir dann eine Portion frisches Obst oder einen Kaffee mit einem kleinen, aber umso leckereren Stückchen dunkler Bioschokolade.

Minuskalorien

Du kannst dich tatsächlich schlank essen und trinken. Abnehmen durch essen? Das funktioniert, ich habe es selbst erlebt. Das Geheimnis hinter dem Begriff »Minuskalorien« ist folgendes: Es gibt Nahrungsmittel und Vitalstoffe sowie Mineralien, die deinem Körper mehr Energie entziehen, während er sie verwertet, als sie ihm zuführen. Bestes Beispiel sind die beliebten Erdbeeren. Sie machen schlank, während man sie isst, denn sie regen die Fettverbrennung an, entwässern und entschlacken den Körper, sie fördern die Verdauung und versorgen uns mit vielen Vitalstoffen. Am besten schmecken sie frisch vom Feld, selbst gepflückt. Dabei kannst du nebenbei so viele Erdbeeren und damit Minuskalorien naschen, wie du willst, und durch das Bewegen und Bücken beim Pflücken wird zusätzlich noch dein Stoffwechsel angeregt.

Das Phänomen Minuskalorien kennst du auch vom wichtigsten aller Lebensstoffe, dem Wasser. Wasser ist unser Lebenselixier, es transportiert und löst Nährstoffe, Abfälle, Gifte und Schlacken in und aus unserem Körper, es versorgt Zellen und Organe, kühlt uns durch Schweiß im Sommer, lässt unseren Teint frisch und unsere Haut jung aussehen. Es verbraucht Körperenergie und macht am Ende schlank.

Diesen Effekt haben auch andere Lebensmittel. Die Natur liefert uns viele Gemüse, wie Brokkoli, Radieschen, Salatgurke, Sellerie, Zucchini, Rucolasalat oder Spargel, Früchte, Kräuter, Wurzeln und Gewürze, die unseren Stoffwechsel und unsere Fettverbrennung anregen. Iss davon, was du magst und so viel, wie du brauchst, um dich satt und zufrieden zu fühlen.

Glückstipps

ISS DICH SCHLANK

- Bevorzuge frische Lebensmittel mit geringer Energiedichte und hohem Wassergehalt, iss mehr Volumen statt Kalorien: Manche Obst- und Gemüsesorten (zum Beispiel Apfel, Honigmelone, Grapefruit, Kiwi, Kirschen, Pflaumen und Mandarinen oder Porree, Wirsing, Brokkoli, Kürbis, Möhren, Mangold und Zwiebeln) und besonders Suppen sowie Vollkornprodukte haben ein großes Volumen und eine geringe Energie- dichte – sie machen satt trotz wenig Kalorien. Sie sind die Nummer eins für deine Wunschfigur, denn du kannst dich an ihnen satt essen und dabei abnehmen.
- Iss möglichst zu jeder Mahlzeit Eiweiß, das hält lange satt und fördert die Verdauung. Achte darauf, dass du nicht nur tierisches Eiweiß zu dir nimmst, und greif auch zu pflanzlichen Eiweißquellen. Vegetarier brauchen entsprechend größere Mengen an pflanzlichem Eiweiß, um ihren Bedarf zu decken. Ideal ist, jede Mahlzeit aus vier Bestandteilen bestehen zu lassen: Eiweiß, Kohlenhydraten, einer Portion Gemüse und etwas Obst. Beginne stets mit dem sättigenden und verdauungs- fördernden Eiweiß.
- Gemüsesaftschorle: Misch dir eine Schorle aus einem Viertel Glas Gemüsesaft deiner Wahl und stillem Mineralwasser. Das ist ein idealer Sattmachersnack vor dem Essen.
- Du brauchst deinen Körper nicht in Wasser zu ertränken. Mach dir keine Sorgen, wenn dir die empfohlenen zwei bis drei Liter am Tag zu viel sind. Obst und Gemüse enthalten auch Wasser und sie gehören ja nun zu jeder deiner Mahlzeiten dazu.
- Trink dich schlank mit Minuskalorien: Füll dir jeden Morgen eine Karaffe mit stillem Mineralwasser und gib drei bis vier Zitronenscheiben (bio

oder ohne Schale) hinein. Zitrone macht gute Laune und das in ihr enthaltene Vitamin C ist ein zusätzlicher Stoffwechselturbo, der die Fettverbrennung fördert. Besonders erfrischend wird's, wenn du noch zwei frische Pfefferminzblätter dazugibst.

- Eine Chilischote im Essen erhöht den Energieverbrauch um bis zu 25 Prozent, das macht im Jahr bis zu zwei Kilo weniger auf den Rippen aus! Versuch doch mal meinen Chili-Obstsalat von Seite 92.

- Äpfel halten nicht nur den Arzt fern, sondern das in ihrem Fruchtfleisch enthaltene Pektin fördert auch die Sättigung. Sie enthalten zudem viele Ballaststoffe, die den Magen füllen. Wer vor der Mahlzeit einen Apfel isst, nimmt bis zu 20 Prozent weniger von der energiereicheren Hauptmahlzeit zu sich.

- Verwende Vollwert- und Vollkornprodukte, sie enthalten wesentlich mehr Ballast- und Mineralstoffe. Dadurch liefern sie dir mehr Lebensenergie und sättigen schon in kleineren Mengen deutlich länger.

- Stoffwechselturbo Milch, Joghurt, Quark & Co: In Milchprodukten steckt Kalzium, das den Stoffwechsel aktiviert und die Fettaufnahme verringert. In Joghurt steckt die Fettsäure Linol, sie baut das Heißhunger auslösende Stresshormon Cortisol ab. Ideal ist mindestens ein Joghurt am Tag. Ich trinke gern selbst gemachtes Mango-Lassi, ein Rezept dafür findest du auf Seite 43.

- Für den kleinen Hunger zwischendurch: Wie wäre es mit einem Becher körnigem Frischkäse plus Gemüse deiner Wahl, beispielsweise Karotte, Tomate oder Avocado? Du kannst auch einen Teelöffel Öl hinzugeben und mit frischen Kräutern und Pfeffer würzen.

- Abwechslung hält schlank. Neueste Studien belegen, dass Menschen, die selten variieren und oft das Gleiche essen, langsamer satt werden. Gönn dir also alle Sorten von Lebensmitteln und iss abwechslungsreich.

Avocado - Sandwich

Fastfood zum Abnehmen: Avocado enthält zwar Fett, aber gesunde, ungesättigte Fettsäuren. Sie macht zusammen mit den Kohlenhydraten vom Toast und dem Eiweiß aus Joghurt und Frischkäse richtig satt.

FÜR 2 PORTIONEN

Zubereitung: 15 Minuten

ZUTATEN

4 Scheiben Vollkorntoast
2 EL Joghurt
2 EL Frischkäse
1 TL scharfer Senf
Salz, Pfeffer
Saft von ½ Zitrone
½ Beet Kresse
1 Avocado
1 Fleischtomate

❖ Die Toastscheiben kurz rösten, bis sie leicht knusprig sind. Joghurt mit Frischkäse, Senf, Salz, Pfeffer und einigen Tropfen Zitronensaft verrühren. Kresse abschneiden und untermischen.

❖ Avocado schälen und vom Stein befreien. In Scheiben schneiden und sofort mit dem restlichen Zitronensaft marinieren. Die Fleischtomate waschen, abtrocknen und in Scheiben schneiden.

❖ Die Toastscheiben mit der Kressecreme bestreichen. Avocado- und Tomatenscheiben auf zwei Toastscheiben verteilen, mit den zwei anderen Toastscheiben abdecken.

❖ Sandwiches mit einem scharfen Messer diagonal halbieren, sodass vier Dreiecke entstehen. Jedes Dreieck mit einem Zahnstocher zusammenhalten und sofort servieren.

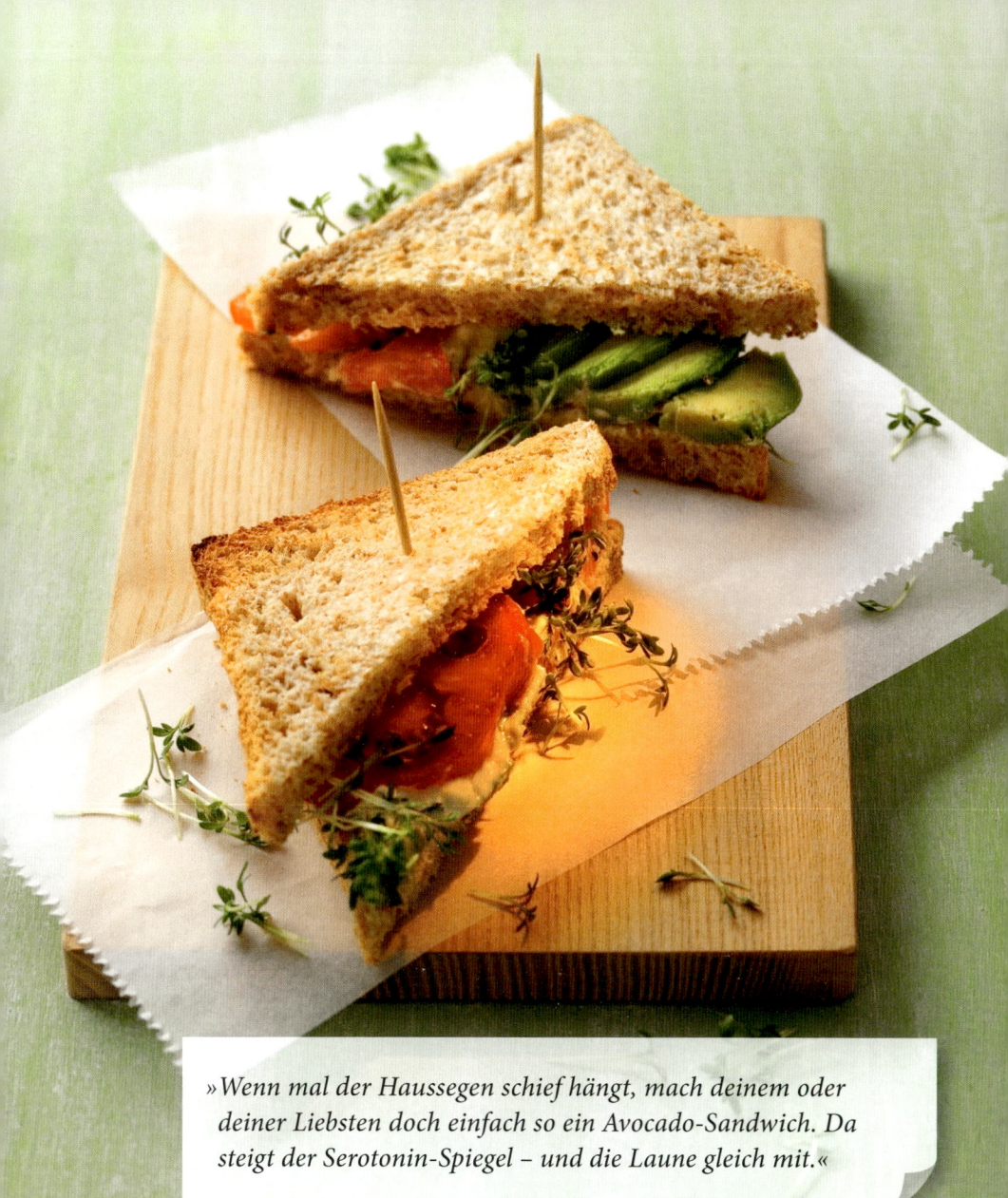

»Wenn mal der Haussegen schief hängt, mach deinem oder deiner Liebsten doch einfach so ein Avocado-Sandwich. Da steigt der Serotonin-Spiegel – und die Laune gleich mit.«

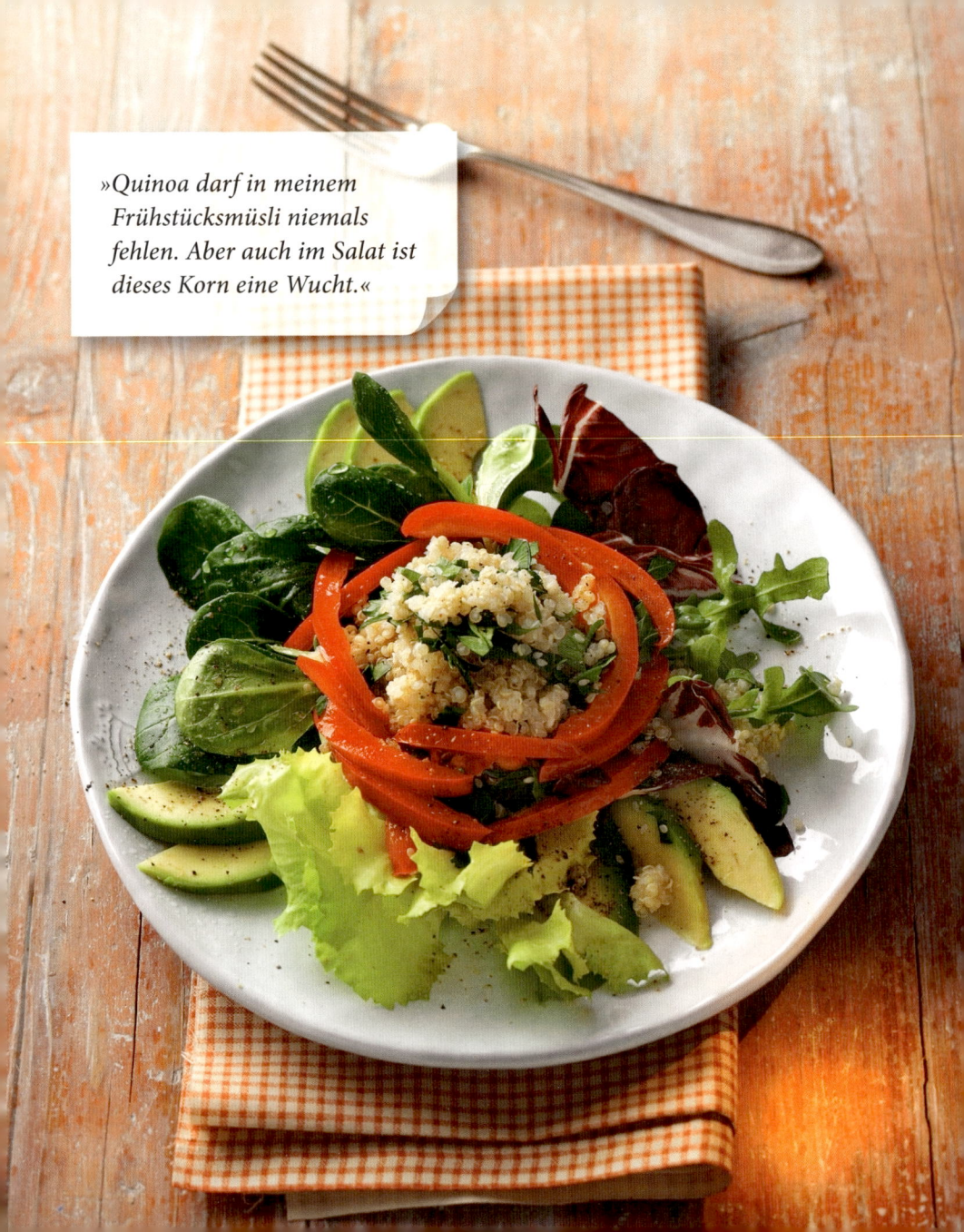

»Quinoa darf in meinem Frühstücksmüsli niemals fehlen. Aber auch im Salat ist dieses Korn eine Wucht.«

Quinoa - Salat

*Inkakorn nennt man Quinoa auch, weil schon die Ureinwohner Südamerikas
diese Samen als Getreideersatz verspeisten. Sie wussten, wie gesund
die Körner sind: Sie enthalten sehr viel wertvolles und dabei sättigendes
Eiweiß, Mineralien und sind glutenfrei.*

FÜR 2 PORTIONEN / ALS
VORSPEISE 4 PORTIONEN

Zubereitung: 45 Minuten

ZUTATEN

150 g Quinoa
Salz
Saft von 1 Zitrone
1 EL weißer Balsamico
3 EL Olivenöl
Pfeffer
1 TL Honig
½ rote Paprikaschote
150 g würzige Blattsalate
  (Rucola, Feldsalat,
  Radicchio, Endivien)
½ Avocado
2 EL Sesamsamen
2 EL gehackte Petersilie

❖ Quinoa in 400 ml Salzwasser aufkochen und
bei schwacher Hitze etwa 20 Minuten zugedeckt
ausquellen lassen. In eine Schüssel umfüllen und
abkühlen lassen.

❖ In der Zwischenzeit aus der Hälfte des Zitronen-
safts, Balsamico, 1 EL Olivenöl, Salz, Pfeffer und
Honig eine Salatsauce rühren. Die Paprikaschote
putzen und in Streifen schneiden. Paprika in 1 EL
Olivenöl in einer Pfanne anbraten, beiseitestellen.

❖ Die Blattsalate waschen und in mundgerechte
Stücke zupfen. Avocado schälen, vom Stein lösen
und in dünne Scheiben schneiden. Blattsalate und
Avocado sofort mit dem Dressing vermischen und
auf zwei Teller verteilen.

❖ Quinoa mit Sesamsamen, Petersilie, 1 EL Olivenöl und dem restlichen Zitronensaft vermischen
und mit Salz abschmecken. Die Mischung auf den
Blattsalat häufen und mit den gebratenen Paprika-
streifen garnieren.

Rote-Bete-Salat

MIT WALNÜSSEN UND MEERRETTICHCREME

*Rote Bete wirkt allgemein stärkend und hält Blut und Zellen gesund.
Sie entgiftet, entschlackt und wirkt krebsvorbeugend – dabei hat sie kaum
Kalorien und sättigt durch ihren hohen Ballaststoffgehalt.*

FÜR 2 PORTIONEN

Zubereitung: 20 Minuten
+ 30 Minuten Garen

ZUTATEN

3 kleine Rote Bete
  (etwa 350 g)
80 g Walnusskerne
Salz, Pfeffer
2 TL Weißweinessig
2 TL Olivenöl
1 TL Honig
1 EL frisch geriebener
  Meerrettich
1 EL Crème fraîche

❧ Die Rote Bete in kochendem Wasser in etwa 20 bis 30 Minuten (je nach Größe der Knollen) weich kochen. Abgießen und abkühlen lassen.

❧ In der Zwischenzeit die Walnusskerne grob hacken. Aus Salz, Pfeffer, Essig, Öl und Honig eine Salatsauce rühren.

❧ Die Rote-Bete-Knollen schälen und in dünne Scheiben schneiden oder hobeln. Die Scheiben auf zwei Tellern dekorativ anrichten und mit der Hälfte der Sauce beträufeln.

❧ Die restliche Sauce mit Meerrettich und Crème fraîche verquirlen. Ist die Creme zu fest, mit etwas Essig oder Wasser verdünnen. Mit Salz und Pfeffer abschmecken. Jeweils einen Klecks der Creme auf jeden der vorbereiteten Teller geben und den Salat mit Walnüssen bestreuen.

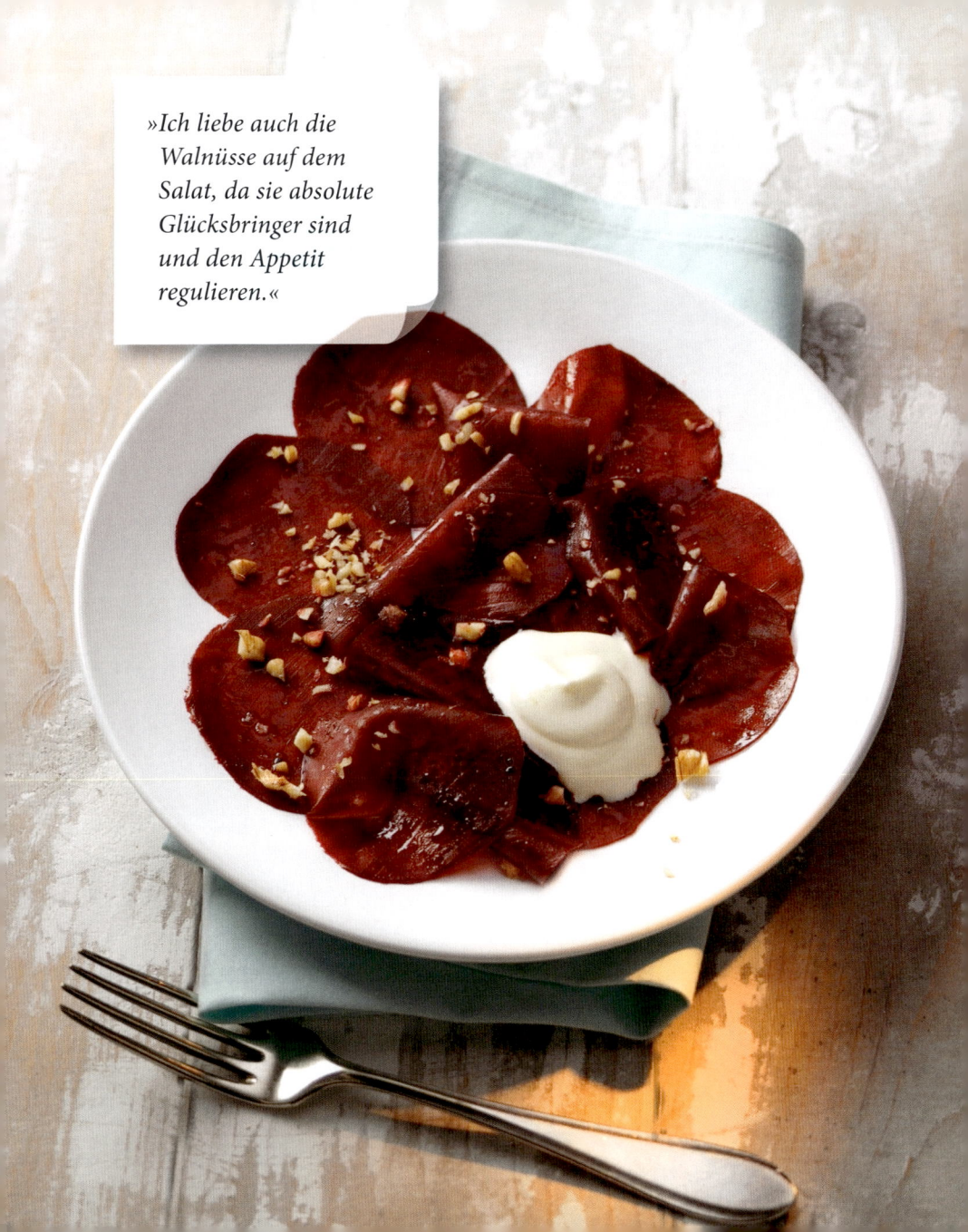

»Ich liebe auch die Walnüsse auf dem Salat, da sie absolute Glücksbringer sind und den Appetit regulieren.«

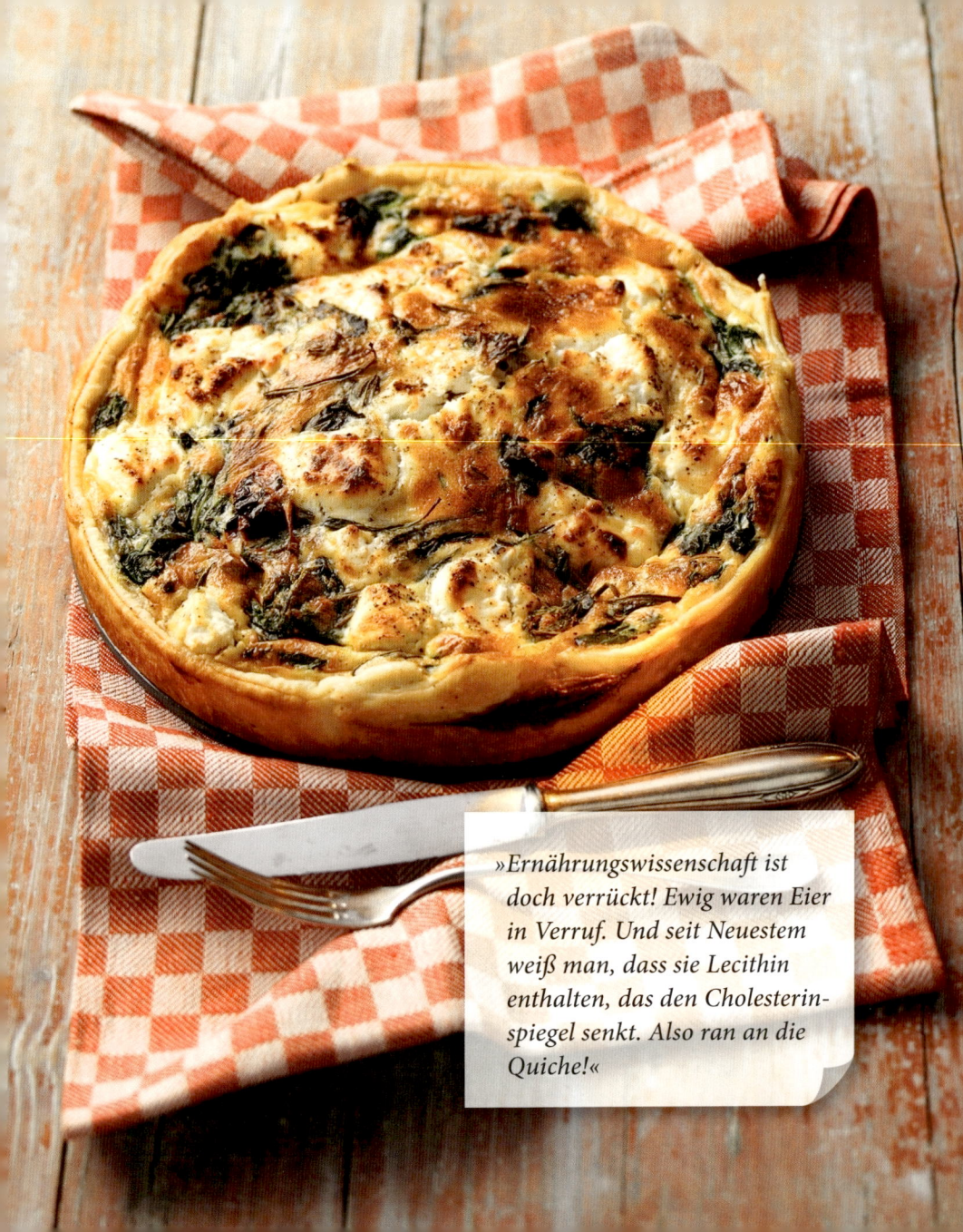

»Ernährungswissenschaft ist
doch verrückt! Ewig waren Eier
in Verruf. Und seit Neuestem
weiß man, dass sie Lecithin
enthalten, das den Cholesterinspiegel senkt. Also ran an die
Quiche!«

Spinat–Ziegenkäse–Quiche

Sehr würzig und cremig schmeckt die Quiche durch Spinat, Trockentomaten, Ziegenkäse und Mittelmeerkräuter. Das ist gesund und fettarm und steht schneller auf dem Tisch als man denkt.

FÜR 2 PORTIONEN / ALS
VORSPEISE 4 PORTIONEN

Zubereitung: 30 Minuten
+ 30 Minuten Backen

ZUTATEN

200 g Blätterteig
 (TK oder Kühlregal)
300 g Spinat
1 Zwiebel
2 Knoblauchzehen
4 getrocknete Tomaten
1 EL Pflanzenöl
Salz, Pfeffer
geriebene Muskatnuss
200 g Ziegenfrischkäse
3 Eier
1 EL frische Mittelmeer-
 kräuter, gehackt
 (Thymian, Rosmarin,
 Salbei)

❖ TK-Blätterteig auftauen lassen. Spinat verlesen, waschen und in einem Sieb abtropfen lassen. Zwiebel und Knoblauch schälen und zusammen mit den Tomaten fein hacken. In einem großen Topf das Pflanzenöl erhitzen und Zwiebel, Knoblauch und Tomaten darin andünsten. Den Spinat zugeben und einige Minuten unter Rühren dünsten, bis er zusammengefallen ist. Vom Herd nehmen und beiseitestellen.

❖ Den Backofen auf 200 °C vorheizen. Mit dem Blätterteig eine Springform (Ø 28 cm) auskleiden, dabei einen 3 cm hohen Rand stehen lassen (den TK-Blätterteig entsprechend groß ausrollen). Die Spinatmasse mit Salz, Pfeffer und Muskatnuss würzen und auf dem Blätterteig verteilen.

❖ Frischkäse, Eier und Kräuter verrühren und mit Salz, Pfeffer und Muskatnuss würzen. Gleichmäßig auf dem Spinat verteilen. Die Quiche im heißen Ofen etwa 30 Minuten backen, bis die Oberfläche leicht gebräunt ist. Heiß oder lauwarm servieren.

Zucchiniröllchen
MIT SCHAFSKÄSE

Sieht hübsch aus, macht satt und zufrieden, enthält kaum Fett und ist sehr gesund: Die Zucchiniröllchen auf Tomaten sind gefüllt mit leckerem Hütten- und Schafskäse.

FÜR 2 PORTIONEN

Zubereitung: 45 Minuten

ZUTATEN

1 Zwiebel
2 Knoblauchzehen
2 EL Olivenöl
½ Dose stückige
  Tomaten (200 g)
je ½ TL getrockneter
  Thymian und Oregano
Salz, Pfeffer
1 mittelgroße Zucchini
  (etwa 250 g)
100 g Schafskäse
100 g Hüttenkäse
¼ rote Paprikaschote
1 EL fein geschnittene
  Basilikumblättchen
Cayennepfeffer

✦ Zwiebel und Knoblauch schälen und fein hacken. In einem weiten Topf das Olivenöl erhitzen und Zwiebel und Knoblauch darin andünsten. Tomaten zugeben, mit Kräutern, Salz und Pfeffer würzen und zugedeckt bei schwacher Hitze kochen.

✦ Die Zucchini putzen und in 5 cm lange Stücke schneiden. Mit dem Apfelausstecher aushöhlen, sodass nur noch ein Zylinder übrig bleibt. Das ausgehöhlte Zucchinifleisch klein schneiden und zu den Tomaten geben.

✦ Schafskäse mit einer Gabel zerdrücken und mit dem Hüttenkäse verrühren. Paprikaschote putzen, in feine Würfel schneiden und zusammen mit dem Basilikum unter die Käsemasse rühren. Mit Salz und Cayennepfeffer kräftig würzen.

✦ Den Topf vom Herd nehmen, die Zucchinistücke aufrecht in die Sauce setzen. Mit einem Löffel die Käsemasse in die Zylinder füllen. Den Topfdeckel auflegen und das Gericht weitere 15 Minuten schmoren.

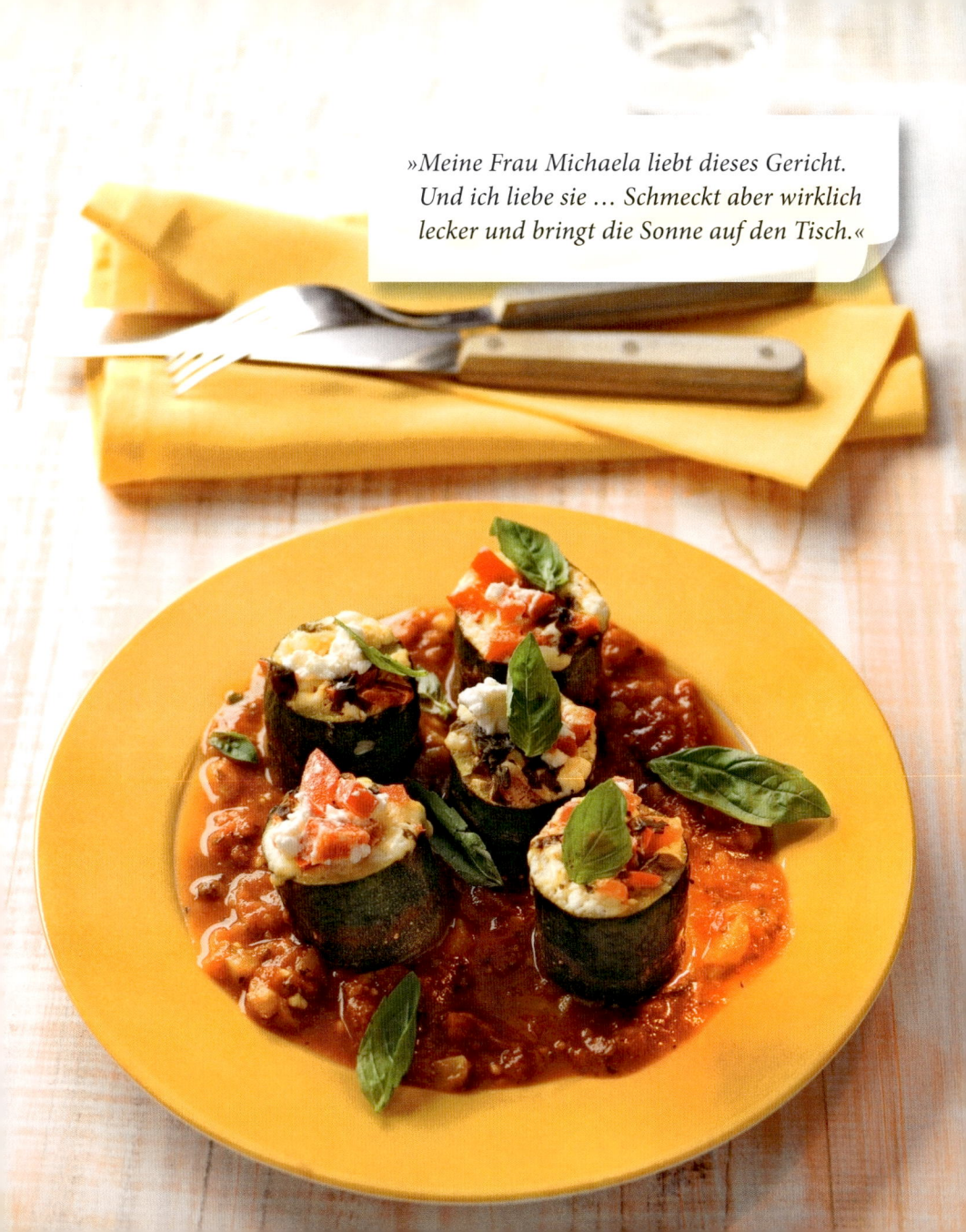

»Meine Frau Michaela liebt dieses Gericht. Und ich liebe sie … Schmeckt aber wirklich lecker und bringt die Sonne auf den Tisch.«

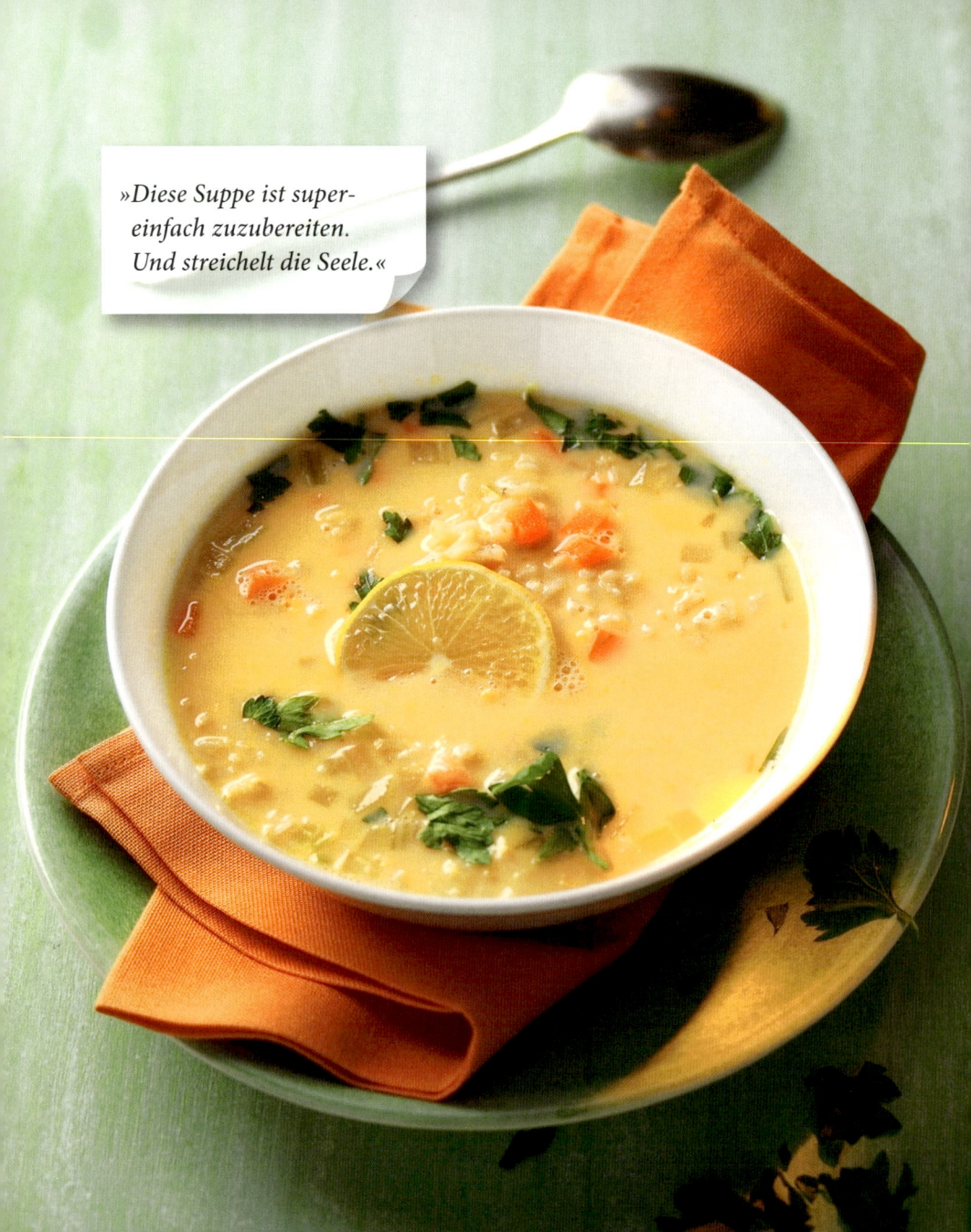

»Diese Suppe ist super-
einfach zuzubereiten.
Und streichelt die Seele.«

Griechische Zitronensuppe

*Dieses leichte Sommergericht schmeckt erfrischend zitronig und wird in der
Variante mit Hähnchenfleisch zur sättigenden Hauptspeise.*

FÜR 2 PORTIONEN

Zubereitung: 40 Minuten

ZUTATEN

1 Stange Staudensellerie
je 1 Karotte und Zwiebel
1 EL Olivenöl
¾ l Gemüsebrühe
2 EL Reis (Langkorn)
3 Eigelb
Saft von 1 Zitrone
Salz, Pfeffer
1 EL gehackte Petersilie

❖ Sellerie und Karotte waschen, putzen und fein
schneiden. Die Zwiebel schälen und sehr fein hacken. Das Olivenöl in einem Topf erhitzen und das
Gemüse darin einige Minuten andünsten.
❖ Gemüsebrühe angießen und die Suppe aufkochen
lassen. Den ungekochten Reis einstreuen und bei
schwacher Hitze etwa 20 Minuten kochen lassen.
❖ Die Eigelbe mit dem Zitronensaft schaumig rühren. ½ Tasse heiße Gemüsebrühe abschöpfen und
unter die Eigelbmischung rühren. Die Suppe vom
Herd ziehen und die Eigelbmischung einrühren.
Würzen und mit Petersilie bestreut servieren.

Variante: Zitronensuppe mit Hähnchen

ZUSÄTZLICH

1 Hähnchenbrustfilet
(etwa 200 g)

❖ Gemüsebrühe aufkochen, Hähnchenfilet darin
15 Minuten kochen. Fleisch herausnehmen, die
Suppe wie oben zubereiten, dabei die Brühe verwenden. Das Fleisch fein geschnitten dazugeben.

Hähnchencurry

*Das Gesund- und Abnehmessen schlechthin: Reis entwässert, Geflügelfleisch
ist eiweißreich, mager und macht satt und die Gewürzmischung wirkt
wie ayurvedische Medizin.*

FÜR 4 PORTIONEN

Zubereitung: 45 Minuten

ZUTATEN

200 g Naturreis
Salz
600 g Hähnchenbrustfilet
Pfeffer
2 EL Pflanzenöl
1 Zwiebel
2 Knoblauchzehen
1 großes Stück Ingwer
  (etwa 5 cm)
je 1 TL Koriandersamen
  und Kreuzkümmel,
  im Mörser zerrieben
2 TL Kurkuma
1 getrocknete Chilischote,
  im Mörser zerrieben
1/8 l Gemüsebrühe
200 ml Kokosmilch

❖ Den Reis mit 600 ml Wasser und einer großen
Prise Salz in einem Topf zum Kochen bringen.
Deckel auflegen und bei schwacher Hitze etwa
40 Minuten (oder wie auf der Packung angegeben)
bissfest kochen. Eventuell zwischendurch Wasser
nachgießen.

❖ Das Hähnchenfleisch in größere Stücke schneiden, salzen und pfeffern. In einer beschichteten
Pfanne das Öl erhitzen und das Fleisch darin rund-
herum etwa 2 Minuten anbraten. Herausnehmen
und beiseitestellen.

❖ Zwiebel, Knoblauch und Ingwer schälen und fein
hacken. Im Bratfett andünsten. Koriander, Kreuzkümmel, Kurkuma und Chili zugeben und erhitzen,
bis die Gewürze duften. Gemüsebrühe angießen,
Kokosmilch zugeben und aufkochen lassen. Die
Fleischstücke samt gezogenem Saft zugeben und
in der Würzsauce wenden. Deckel auflegen und
das Curry etwa 20 Minuten bei schwacher Hitze
kochen. Mit dem Reis servieren.

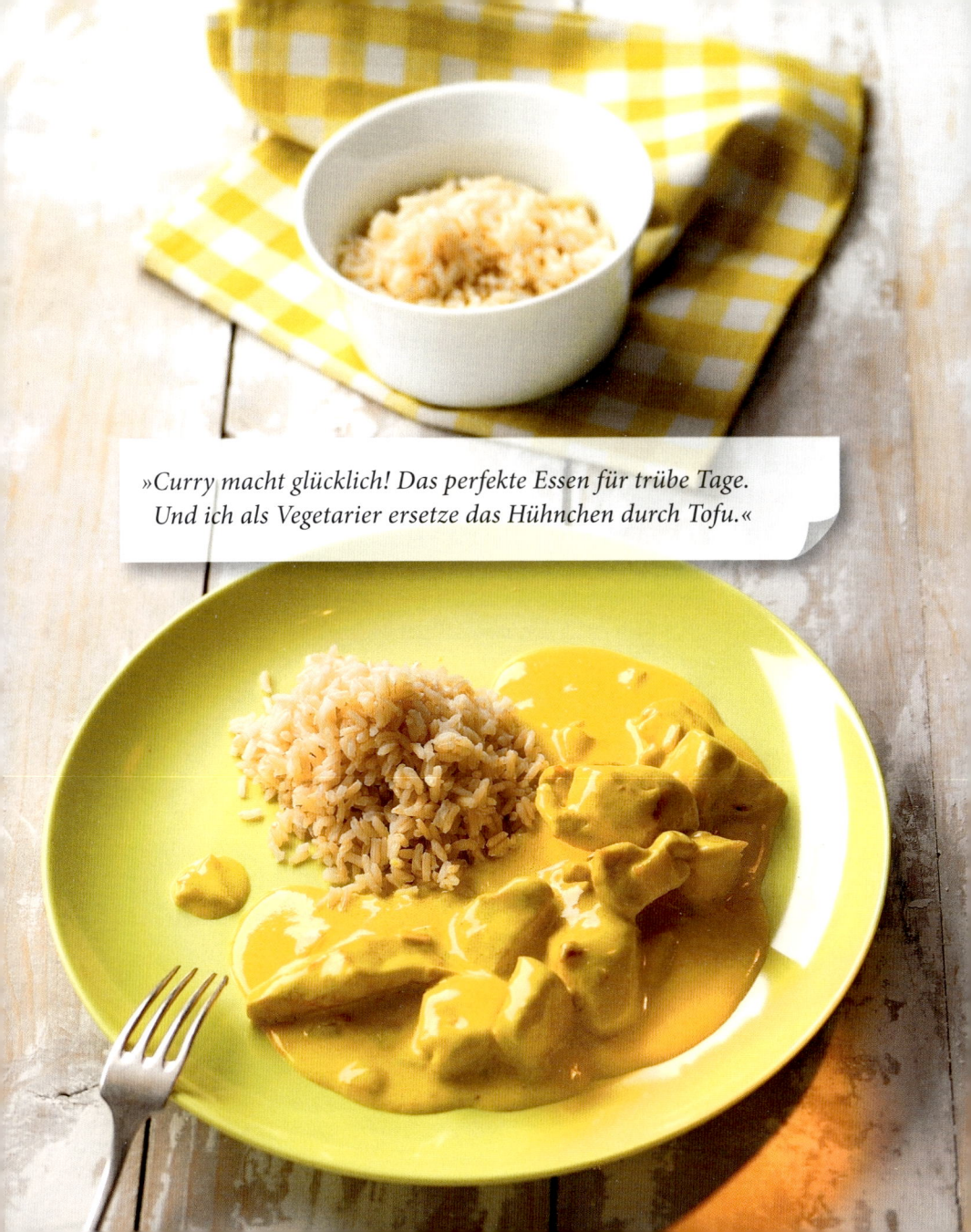

»Curry macht glücklich! Das perfekte Essen für trübe Tage.
Und ich als Vegetarier ersetze das Hühnchen durch Tofu.«

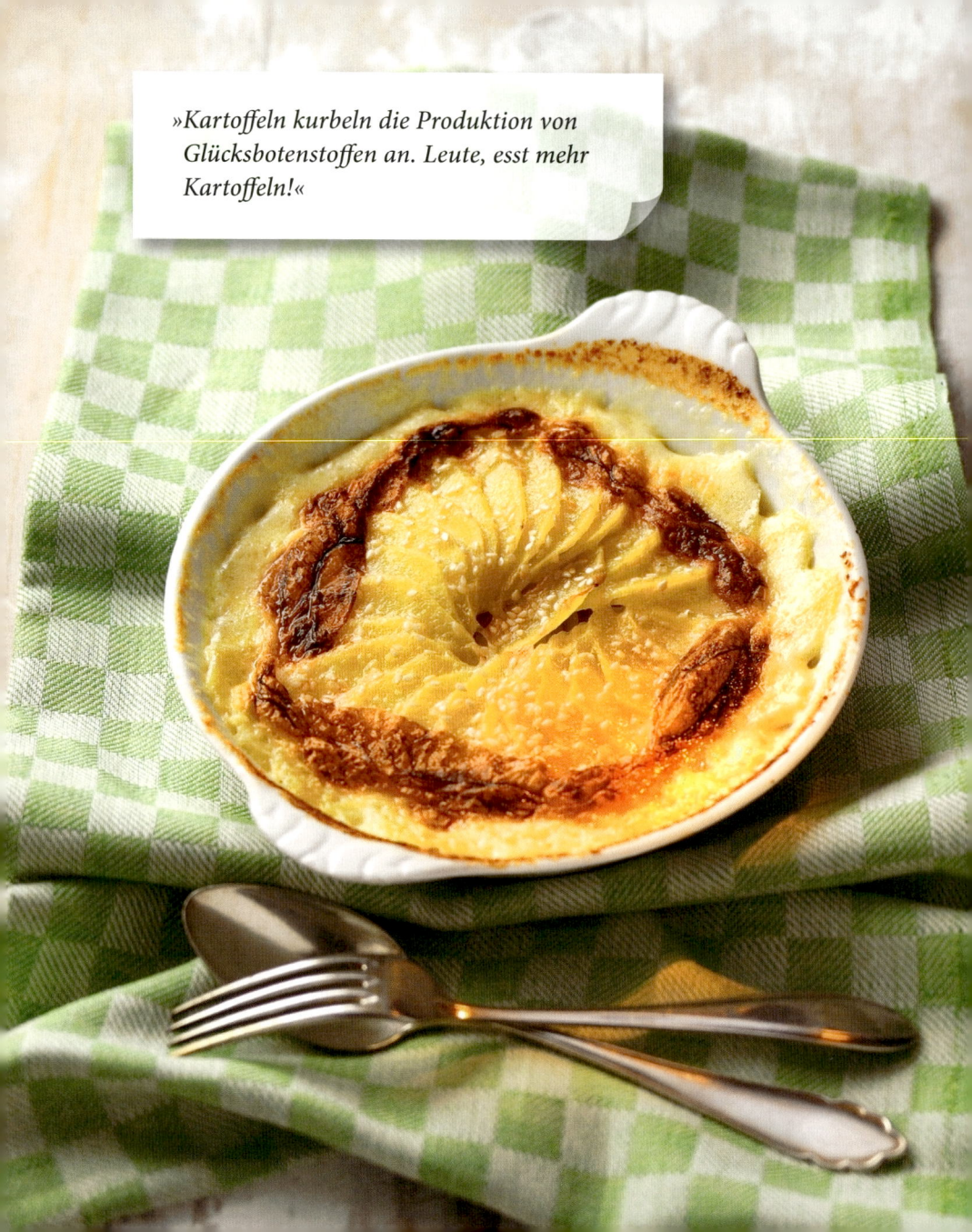

»Kartoffeln kurbeln die Produktion von Glücksbotenstoffen an. Leute, esst mehr Kartoffeln!«

Kartoffelgratin mit Sesam

*Kartoffelgratin gehört zu den Wohlfühlessen aus der Landhausküche.
Wer den fetten Käse zum Überbacken durch knusprig-gesunden Sesam ersetzt,
kann Wohlfühlen und Abnehmen verbinden.*

FÜR 2 PORTIONEN

Zubereitung: 20 Minuten
+ 40 Minuten Backen

ZUTATEN

400 g festkochende
 Kartoffeln
1 EL Butter
1 Knoblauchzehe
Salz, Pfeffer
geriebene Muskatnuss
2 EL Sesamsamen
150 ml Milch
50 g Sahne

✦ Die Kartoffeln schälen und in dünne Scheiben schneiden oder hobeln. Eine kleine Auflaufform ausbuttern und mit der halbierten Knoblauchzehe ausreiben. Den Backofen auf 200 °C vorheizen.

✦ Die Kartoffelscheiben dachziegelartig in die Auflaufform schichten. Mit Salz, Pfeffer und Muskat kräftig würzen. Sesam darüberstreuen. Milch und Sahne verrühren, über die Kartoffeln gießen und das Gratin im Backofen etwa 40 Minuten garen.

Pizza Margherita

Diese Pizza steht in einer Stunde auf dem Tisch und schmeckt tausendmal besser als eine aus dem Supermarkt. Man kann sie mit anderem Käse, Kräutern, Gemüse und Pilzen immer wieder variieren, und wenn man die doppelte Menge macht, reicht's für die ganze Familie.

FÜR 2 PORTIONEN

Zubereitung: 30 Minuten
+ 20 Minuten Backen

ZUTATEN

150 g Mehl (Type 550)
10 g Hefe (¼ Würfel)
3 EL Olivenöl
Salz
½ Dose stückige
  Tomaten (200 g)
Pfeffer
je ½ TL getrockneter
  Thymian und Oregano
1 Knoblauchzehe
1 große Fleischtomate
1 EL frische Basilikum-
  blättchen
1 Kugel Mozzarella
  (125 g)

✦ Mehl mit Hefe, 2 EL Olivenöl und Salz mischen. Mit etwa 70 ml lauwarmem Wasser zu einem elastischen Teig verkneten (geht auch in der Küchenmaschine). Den Teig zu einem runden Fladen ausrollen und auf ein mit Backpapier belegtes Blech legen.

✦ Tomaten mit Salz, Pfeffer, dem restlichen Öl und den Kräutern verrühren. Knoblauch schälen und zu den Tomaten pressen. Die Sauce auf den Pizzateig streichen, dabei einen kleinen Rand freilassen. Den Backofen auf 220 °C vorheizen.

✦ Fleischtomate waschen und abtrocknen. In Scheiben schneiden und mit den Basilikumblättchen auf der Pizza verteilen. Mozzarella in Scheiben schneiden und auf die Pizza legen. Im heißen Backofen etwa 20 Minuten backen.

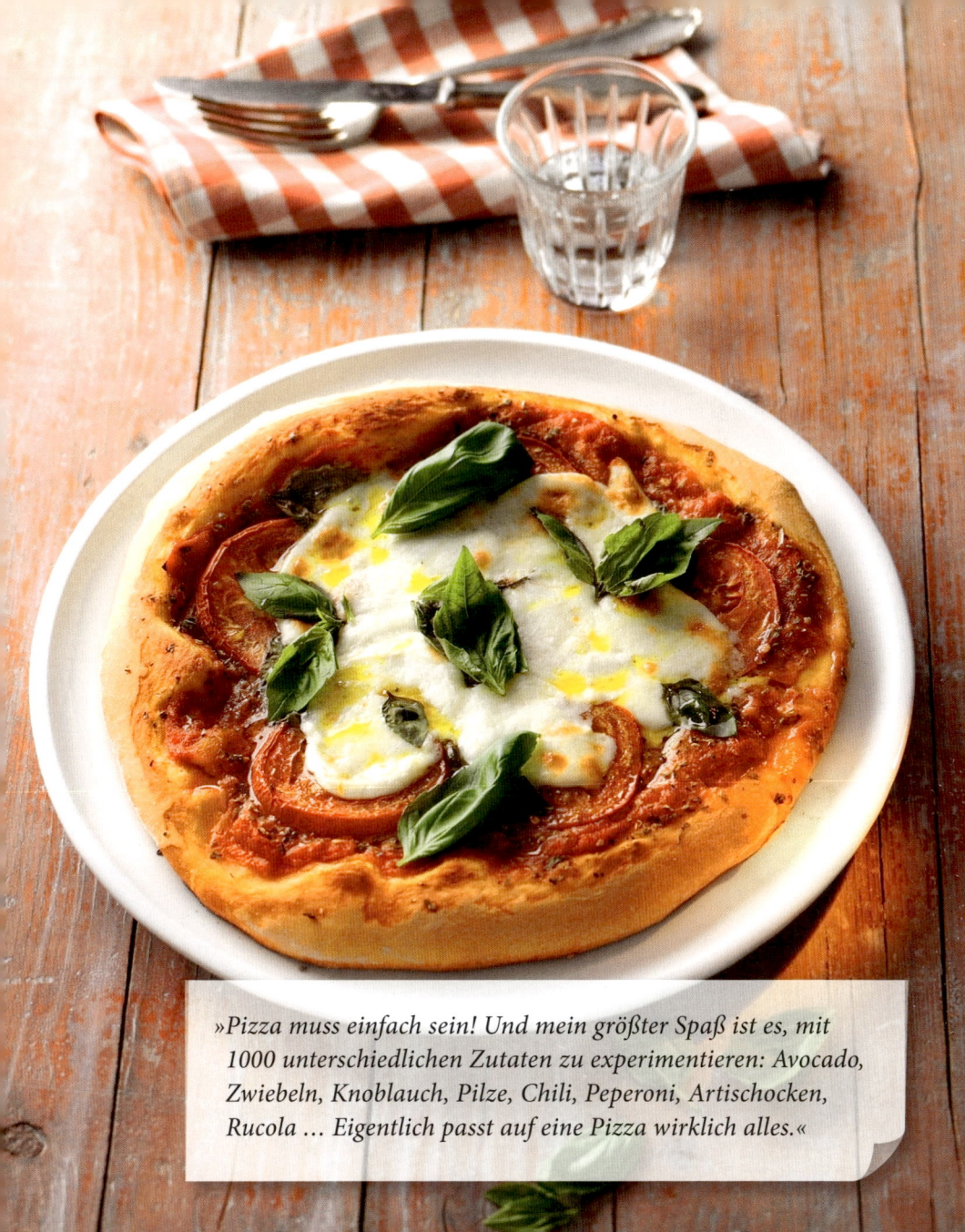

»Pizza muss einfach sein! Und mein größter Spaß ist es, mit
1000 unterschiedlichen Zutaten zu experimentieren: Avocado,
Zwiebeln, Knoblauch, Pilze, Chili, Peperoni, Artischocken,
Rucola … Eigentlich passt auf eine Pizza wirklich alles.«

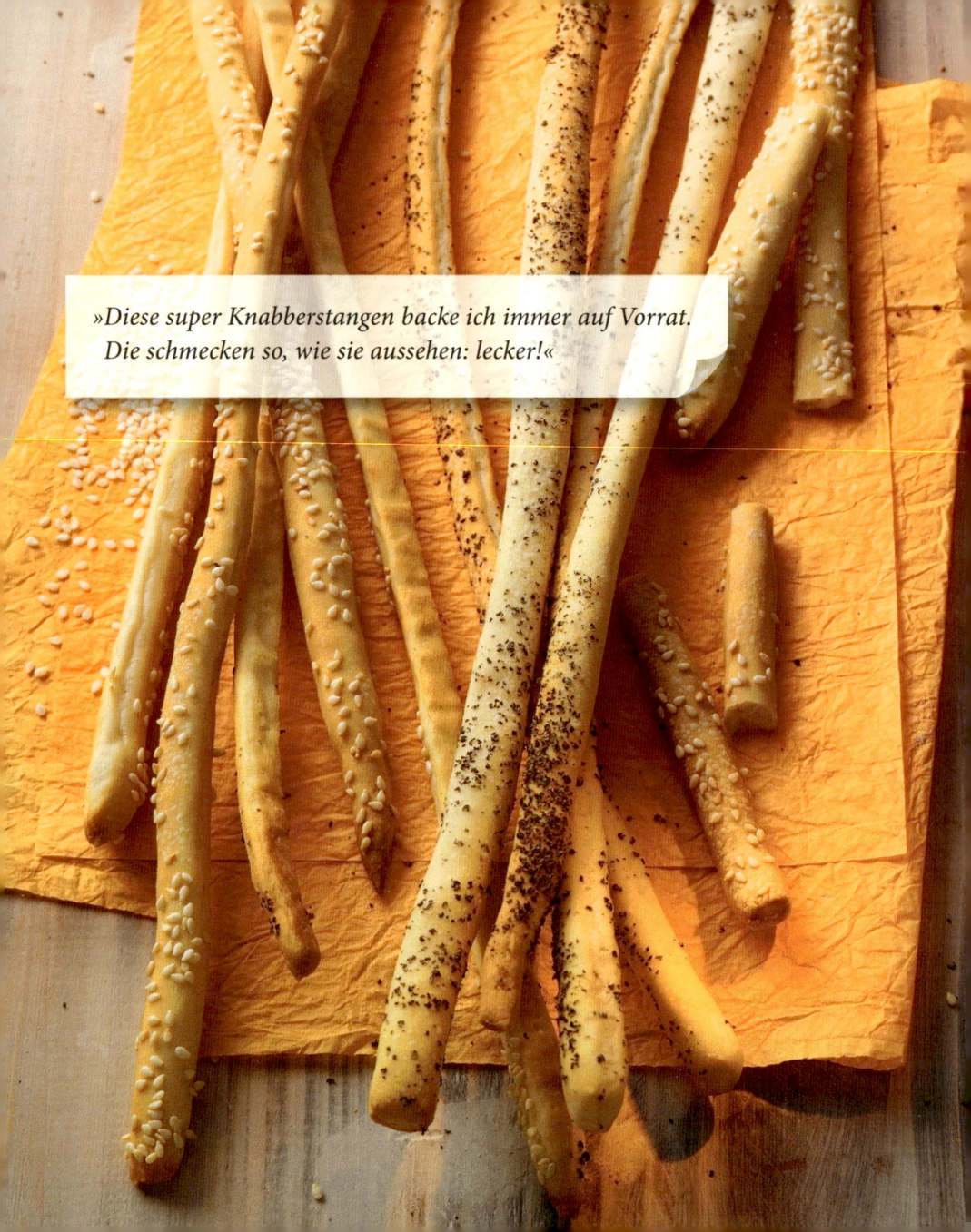

»Diese super Knabberstangen backe ich immer auf Vorrat.
Die schmecken so, wie sie aussehen: lecker!«

Grissini

*Zum Knabbern am Abend oder als leckere Beigabe zum Süppchen – selbst ge-
machte Grissini finden immer Abnehmer. Dabei sind sie leicht zuzubereiten.*

FÜR ETWA 20 STANGEN

Zubereitung: 30 Minuten
+ 1 Stunde Gehen
+ 20 Minuten Backen

ZUTATEN

250 g Mehl (Type 550)
¼ Würfel Hefe (10 g)
2 EL Olivenöl
1 TL Salz
Sesam oder Mohn
  zum Bestreuen

❖ Mehl mit Hefe, Olivenöl, Salz und 120 ml lauwarmem Wasser zu einem elastischen Teig verkneten.
Den Teig mit einem Tuch bedeckt etwa 1 Stunde an
einem warmen Ort gehen lassen, bis er etwa doppelt
so groß ist. Backofen auf 200 °C vorheizen.

❖ Teig kurz durchkneten und zu einer etwa ½ cm
dicken Platte ausrollen. Die Platte mit einem
Teigrädchen oder einem Messer in 1 cm breite und
30 cm lange Streifen schneiden. Diese auf ein mit
Backpapier belegtes Backblech legen, mit Wasser
bepinseln und mit Sesam oder Mohn bestreuen.

❖ Im Backofen etwa 15 bis 20 Minuten backen, bis
sie gerade etwas Farbe bekommen.

⋯Variante: Käsegrissini ⋯⋯⋯⋯⋯⋯⋯⋯⋯⋯

STATT SESAM ODER
MOHN

50 g geriebener Käse

❖ Die Grissini zubereiten wie oben beschrieben,
aber vor dem Backen nicht mit Wasser bepinseln,
sondern mit dem geriebenen Käse bestreuen.

Kürbiskernbrot

Ballaststoffe sind kein Ballast. Sie leisten einen wichtigen Beitrag auf dem Weg zur Wunschfigur. Denn sie regen die Verdauung an und machen lange satt. Sie regulieren den Blutzuckerspiegel und sind der beste Schutz vor Heißhunger.

FÜR 2 BROTE

Zubereitung: 30 Minuten
+ 1 Stunde Gehen
+ etwa 70 Minuten Backen

ZUTATEN

500 g Mehl (Type 1050)
2 TL Salz
1 Würfel Hefe (42 g)
5 EL Kürbiskernöl
250 g Kürbiskerne
1 EL Sesamsamen

✤ Mehl und Salz in eine Schüssel geben. 400 ml lauwarmes Wasser abmessen. Davon einige EL abnehmen und die Hefe damit anrühren. Aufgelöste Hefe, Öl und restliches Wasser mit dem Mehl vermischen und alles zu einem Teig kneten. Zu einer Kugel rollen, in die Schüssel legen und mit einem Stück Folie abgedeckt an einem warmen Ort 1 Stunde gehen lassen, bis der Teig sein Volumen verdoppelt hat.

✤ Kürbiskerne und Sesam unterkneten. Zwei gleich große Brote formen, auf ein mit Backpapier belegtes Blech setzen, in den kalten Backofen schieben, auf 200 °C schalten, 70 Minuten backen.

Variante: Karottenbrot

STATT KÜRBISKERNEN UND SESAMSAMEN

200 g Karotten, 4 EL Sonnenblumenkerne

✤ In den Teig nach dem Gehen statt Kürbiskernen und Sesamsamen grob geraspelte Karotten und Sonnenblumenkerne kneten.

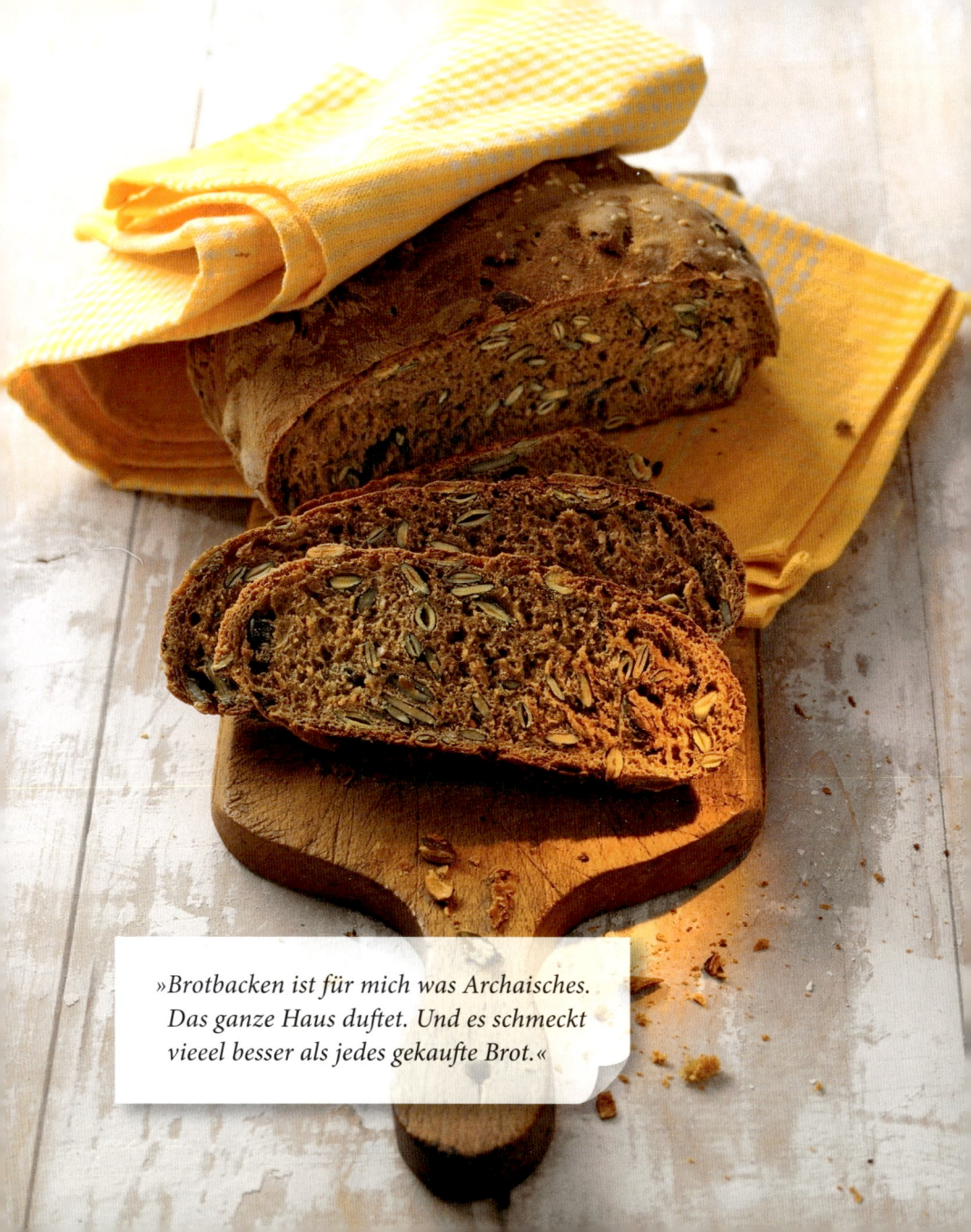

»Brotbacken ist für mich was Archaisches.
Das ganze Haus duftet. Und es schmeckt
vieeel besser als jedes gekaufte Brot.«

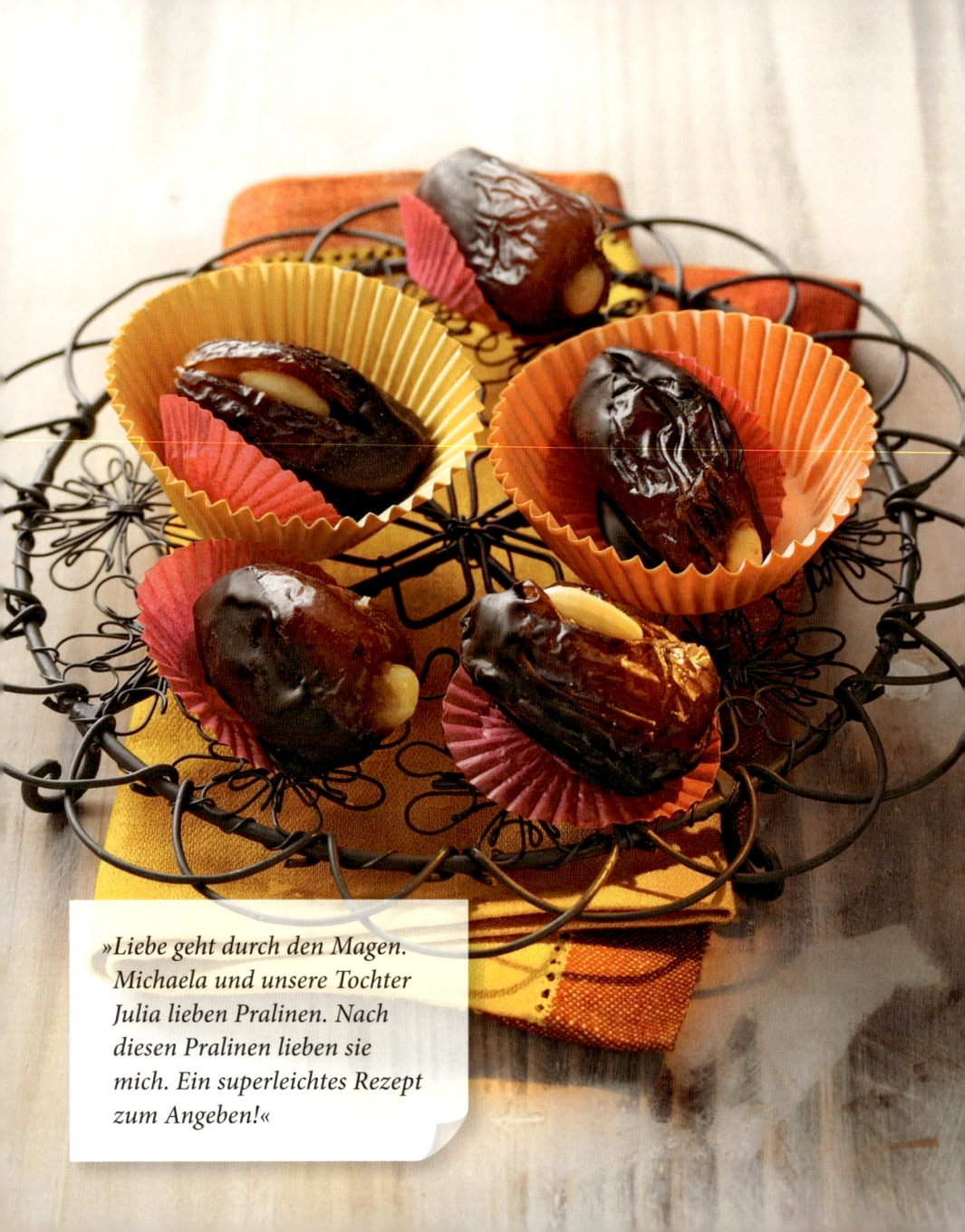

»Liebe geht durch den Magen. Michaela und unsere Tochter Julia lieben Pralinen. Nach diesen Pralinen lieben sie mich. Ein superleichtes Rezept zum Angeben!«

Dattelpralinen
MIT BITTERSCHOKOLADE

Datteln gelten nicht nur als das Brot, sondern auch als der Traubenzucker der Wüste: Sie liefern schnell viel gesunde Energie und sind ideal zum Naschen, wenn die Süßlust zuschlägt: Zusammen mit Mandeln und dunkler Schokolade liefern sie gesunde Mineralien und B-Vitamine zur Nervenberuhigung.

FÜR 20 DATTELPRALINEN

Zubereitung: 30 Minuten

ZUTATEN

20 gehäutete
  Mandelkerne
100 g Bitterschokolade

❖ Die Datteln längs aufschneiden und den Kern entfernen. An seine Stelle je eine Mandel legen und die Dattel wieder zudrücken.

❖ Die Bitterschokolade in einem Töpfchen im Wasserbad schmelzen. Die gefüllten Datteln an einem Ende festhalten und zur Hälfte in die Schokolade tauchen. Auf einem Kuchengitter oder auf Backpapier trocknen lassen.

❖ Eventuell einzeln in Pralinenmanschetten aus Papier legen und servieren.

Aprikosenkugeln mit Sesam

Getrocknete Aprikosen enthalten alle wertvollen Stoffe der frischen Aprikosen in konzentrierter Form: Sie sind deshalb natürlich süß durch den Fruchtzucker, sehr mineralienreich und als basische Lebensmittel gut gegen Übersäuerung.

FÜR ETWA 12 STÜCK

Zubereitung: 30 Minuten

ZUTATEN

100 g getrocknete
  weiche Aprikosen
1 TL Zitronensaft
einige Tropfen Stevia
  flüssig
2–3 EL Sesamsamen

✤ Die Aprikosen mit einem schweren Messer oder in der Küchenmaschine sehr fein hacken oder durch den Fleischwolf drehen. Mit dem Zitronensaft, einigen Tropfen Stevia und etwa 1 EL Sesam vermischen.
✤ Mit den Fingern daraus etwa 12 Bällchen formen. Diese in den restlichen Sesamsamen wälzen und einzeln in Papiermanschetten setzen.

Variante: Aprikosenkugeln mit Kokos

STATT SESAMSAMEN

2–3 EL Kokosraspeln

✤ Die Aprikosenkugeln genauso zubereiten wie oben, aber statt Sesamsamen Kokosraspeln verwenden.

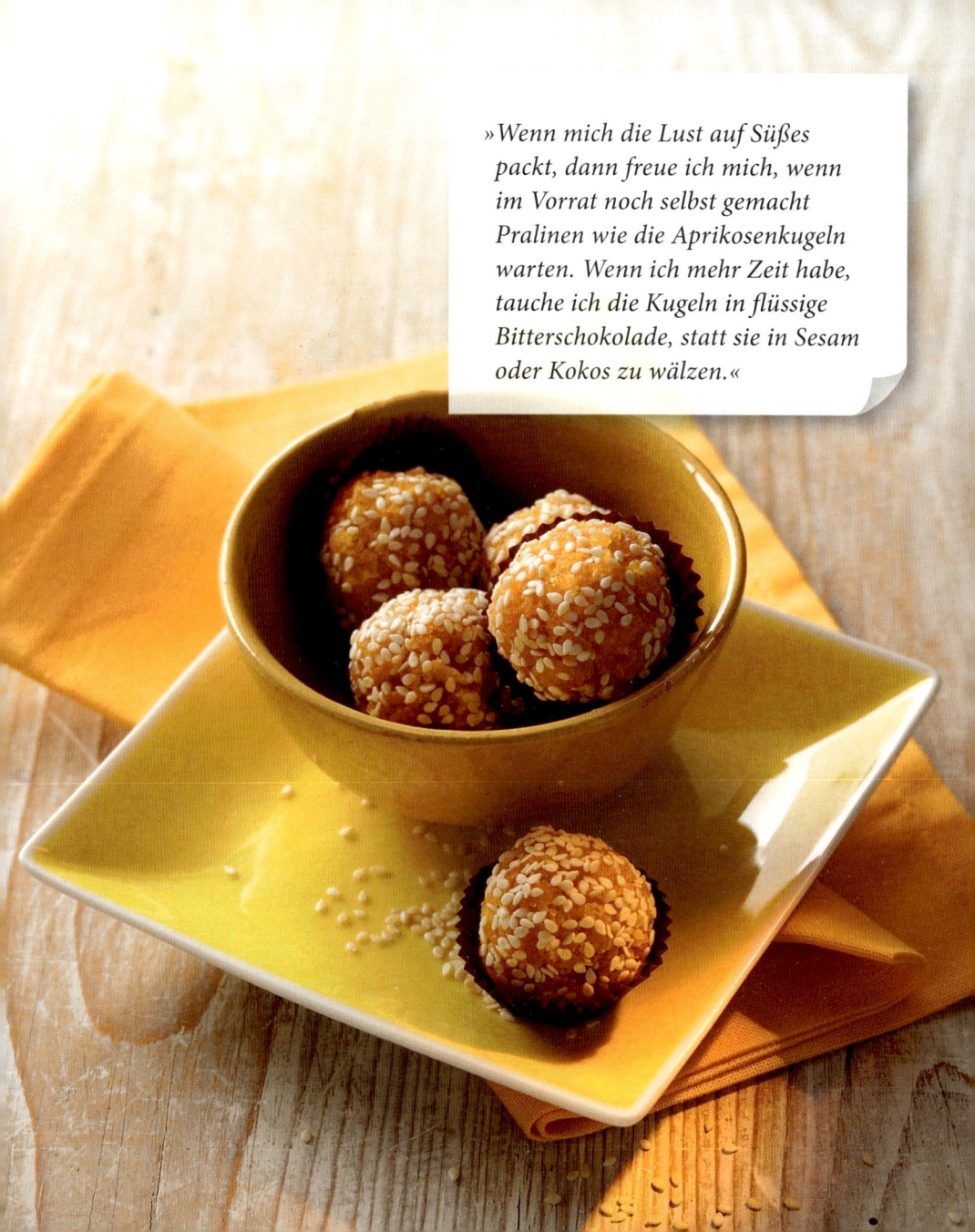

»Wenn mich die Lust auf Süßes packt, dann freue ich mich, wenn im Vorrat noch selbst gemacht Pralinen wie die Aprikosenkugeln warten. Wenn ich mehr Zeit habe, tauche ich die Kugeln in flüssige Bitterschokolade, statt sie in Sesam oder Kokos zu wälzen.«

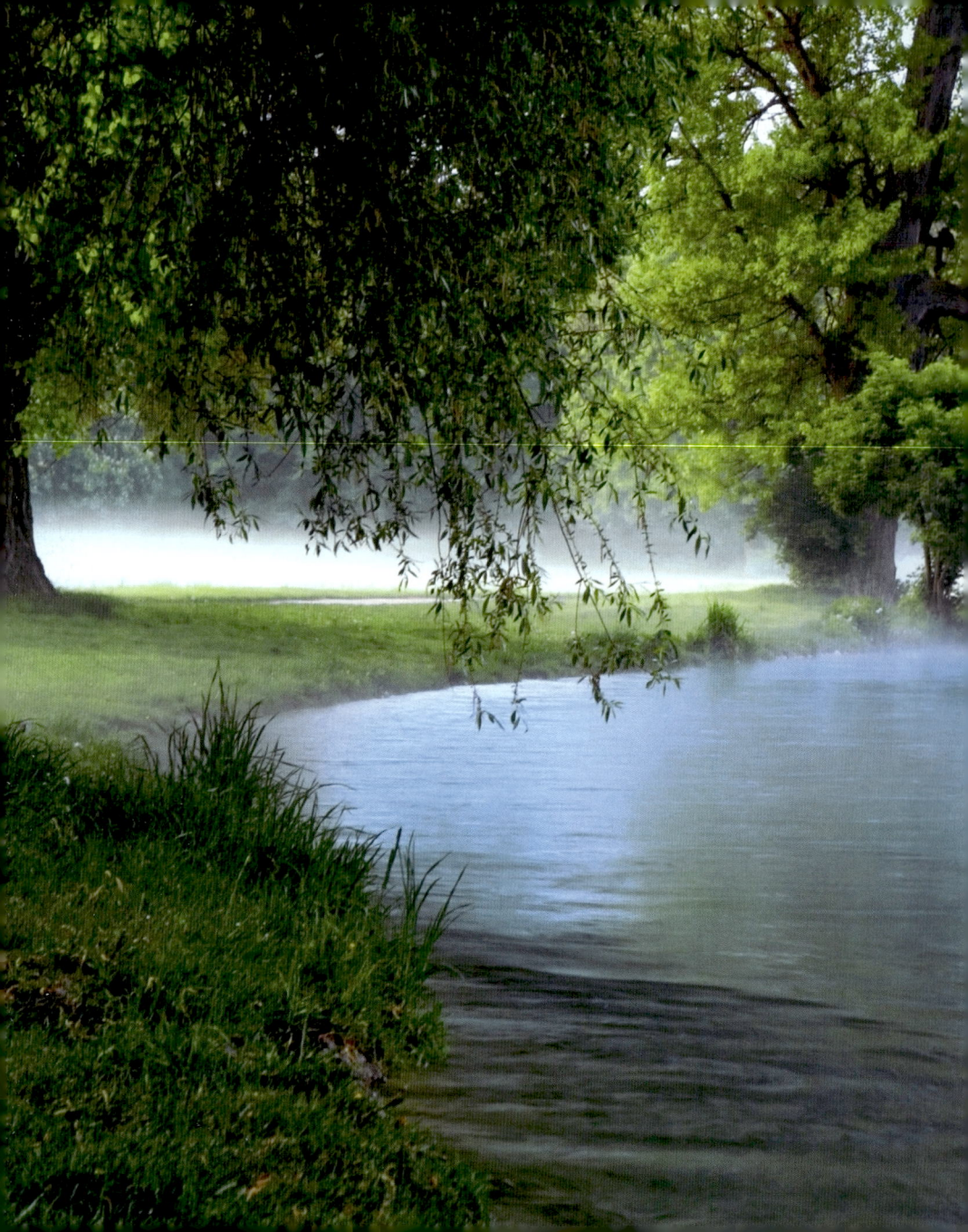

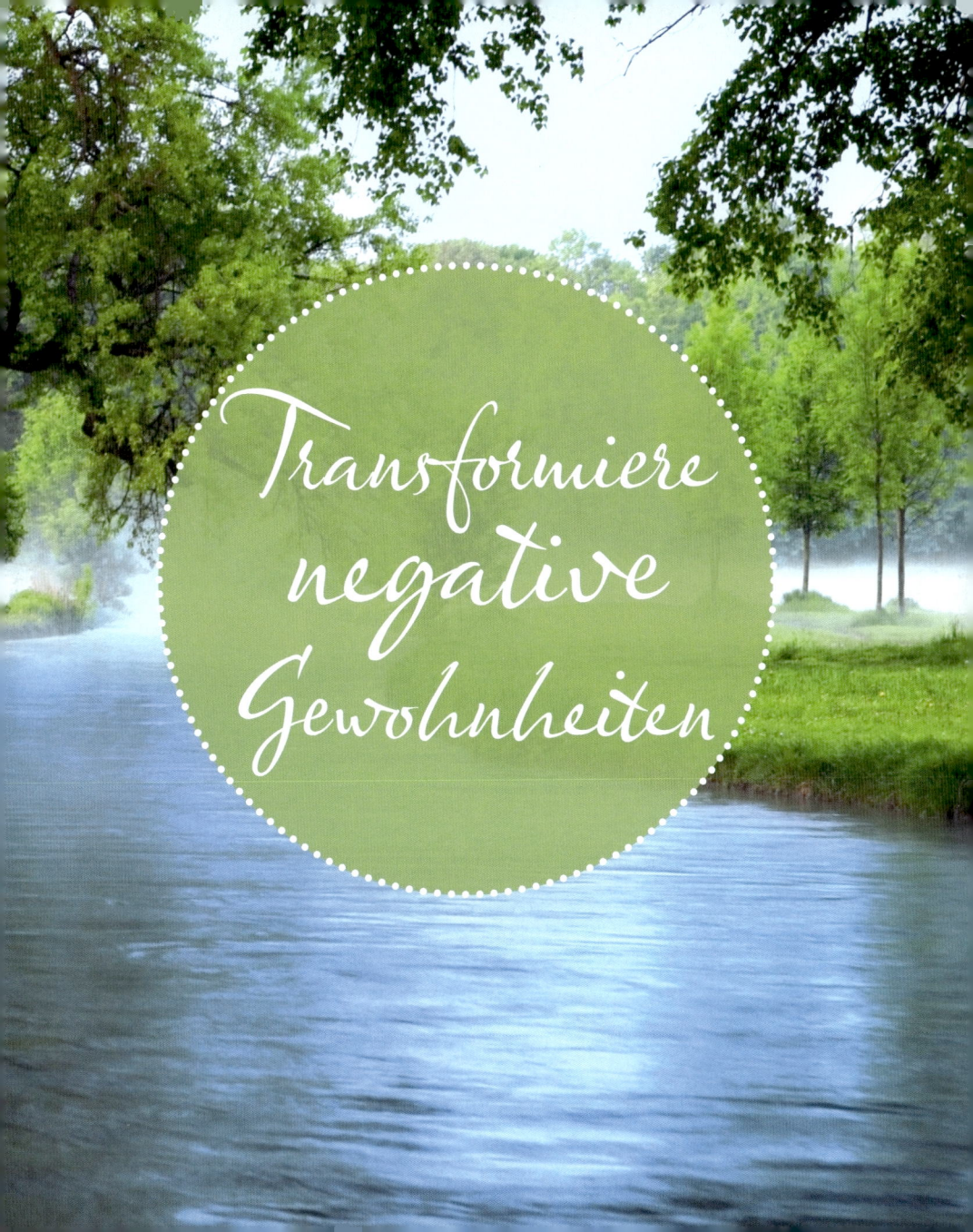

Transformiere negative Gewohnheiten

Gewohnheiten
SIND VERÄNDERBAR

Wir alle haben uns tausend verschiedene Dinge angewöhnt. Nicht immer sind diese Gewohnheiten allerdings hilfreich. Auch im Bereich des Essens tun wir jeden Tag unzählige Kleinigkeiten, ohne darüber nachzudenken – denn Gewohnheiten laufen völlig unbewusst ab. Eine Angewohnheit kann zum Beispiel sein, an ganz bestimmten Orten zu essen – etwa vor dem Fernseher oder im Kino, beim Meeting oder in der kleinen Büropause schnell im Stehen am Kiosk.

Wir haben meist keine Ahnung mehr, wie diese Angewohnheiten entstanden sind. Wir verspüren einfach an gewissen Orten oder bei bestimmten Gelegenheiten den Drang, etwas zu uns zu nehmen. Wir verbinden Orte oder Tätigkeiten mit der Nahrungsaufnahme, weil wir uns das über eine längere Zeit so angewöhnt haben. Man spricht hier von klassischen Konditionierungen. Sie verführen uns zu Handlungen, die unbewusst ablaufen.

Falsche Gewohnheiten kann man aber sehr rasch wieder loswerden. Dies geht am besten, wenn man sie sich zum einen ins Bewusstsein ruft und zum anderen neue nützliche Gewohnheiten an ihre Stelle setzt. Denn das ist das Schöne an Gewohnheiten: Man kann jederzeit unerwünschte gegen neue Muster austauschen: gegen solche, die zur Traumfigur führen.

Schaff dir essfreie Zonen

Viele von uns verknüpfen das Fernsehen oder das Sitzen am Computer mit dem Essen und bekommen automatisch Hunger, sobald Fernseher oder Computer an sind. Andere naschen gern im Bett oder auf dem Sofa. Ein guter Freund von mir kommt jeden Tag auf dem Weg zur Arbeit an einem Schnellimbiss vorbei und hat sich angewöhnt, dort sein Frühstück zu kaufen. Selbst wenn er gerade gegessen hat oder am Wochenende dort vorbeigeht, hat er den Impuls, sich etwas zu kaufen. Wir programmieren und konditionieren uns und unseren Körper auf gewisse Verhaltensweisen – auch in Bezug auf unser Essverhalten. Genauso können wir uns aber auch umgewöhnen und unser Verhalten verändern. Keine Angst, das ist nicht schwer, und es geht schneller, als du denkst.

······ *Übung* ···

DIE ESSFREIE ZONE IN DEINER WOHNUNG

Iss an einem deiner gewohnten Essplätze ganz bewusst nichts mehr und programmiere so deinen Verstand und deine Verhaltensmuster um. Nimm dir zu Anfang nicht gleich zu viel vor. An welchem Ort fällt es dir am leichtesten, dort nichts mehr zu essen? Im Büro? In der Badewanne? Schaff dir die Regel, dort nicht mehr zu essen. Du wirst sehen, dass du schon nach kurzer Zeit an diesem Platz nicht mehr so oft ans Essen denkst und auch keinen automatisierten Hunger mehr verspürst. Ein erster Erfolg in Richtung Wunschfigur.

Durchhalten – und die Veränderung begrüßen

Auch wenn es uns anfangs scheinbar schwerfällt, unser Gehirn stellt sich ziemlich rasch um. Schon nach kurzer Zeit ordnet es sich der neuen Vorgabe unter. Bereits nach wenigen Tagen wird deine Wahrnehmung sich verändert haben. Mit diesem Erfolgserlebnis im Rücken kannst du vielleicht einen weiteren Platz zur essfreien Zone erklären. Schritt für Schritt kannst du deine klassischen Konditionierungen auf diese Weise transformieren. Vielleicht isst du als Nächstes nichts mehr im Auto. Oder im Bett.

Iss nicht vorm Fernseher oder Computer

Wenn du mit den ersten etwas leichter einzurichtenden essfreien Zonen Erfolg hast, dann kannst du dich nun auch dieser Zone zuwenden. Wenn du dich daran gewöhnst, vorm Fernseher oder Computer nichts mehr zu essen, dann hast du einen großen Meilenstein auf dem Weg zu deiner Wunschfigur geschafft. Zumindest trifft das für die meisten zu, eben für die, die sich diese Art des Nebenbeiessens angewöhnt haben.

Was passiert da eigentlich? Das Essen vor dem Fernseher lenkt vom Essen ab. Wir merken nicht, wie viel wir zu uns nehmen. Und das hat Konsequenzen: Wir essen mehr, als wir brauchen, mehr als uns guttut. Essen hat etwas mit Genuss zu tun und nicht mit einer gewissen Schling- oder Stopftechnik, wie wir sie vor dem Fernseher meist anwenden. Fernsehen macht dick. Man weiß heute sogar, dass die Bilderflut unseren Essrhythmus beeinflusst. Der Fernseher diktiert uns, wie schnell und wie viel wir essen, und zwar ohne dass wir dies bewusst mitbekommen. Der Film ist zu Ende, die Tüte Chips ist leer – und wir haben keine Ahnung, wie das passieren konnte. Meist fühlen wir uns dann schlecht und unangenehm voll. Wenn wir unser Essverhalten verändern und uns entscheiden, künftig ganz bewusst und aufmerksam zu essen statt dem passiven Futtern vor dem Fernseher oder am Computer zu frönen, werden die Pfunde rasch purzeln.

Ein fernsehfreier Abend macht glücklich

Für unsere Figur ist es tatsächlich am besten, einfach weniger fernzusehen. Du könntest dann die gewonnene Zeit für all das nutzen, was dir wirklich Spaß macht. Du könntest zum Beispiel mit Freunden gemeinsam kochen.

Oder vielleicht hast du Lust auf ein Picknick mit Lagerfeuer oder du setzt dich an einen See und beobachtest das Treiben beim Sonnenuntergang. Oder du verabredest dich zu einem Kinobesuch mit deinem Partner oder führst tiefere Gespräche mit Freunden, statt nur Gespräche von anderen in Talkshows zu verfolgen. Betrachte doch einmal dein übliches abendliches Verhalten und überleg dir, ob du zusätzlich zur essfreien Zone im Bildschirmbereich auch einen fernsehfreien Abend pro Woche einplanen könntest.

Glückstipp

FREUNDE, FREUNDE, FREUNDE

Ein Großteil der Deutschen sitzt privat bis zu vier Stunden pro Tag vor dem TV-Gerät und am Computer. Soziale Netzwerke freuen sich über bombastische Mitgliederzahlen und bieten uns virtuelle Freunde an. Aber auf diese Weise haben wir keine Zeit mehr für unsere echten. Wie schade. Dabei machen uns die echten Freunde wirklich glücklich. Und wenn wir glücklich sind, verringert sich unser Drang, Nahrung aufzunehmen. Ohne echte Freunde dagegen vereinsamen wir. Wir fühlen uns allein und nur wenig geborgen. Dies sind die besten Zutaten, um als Ersatzbefriedigung – na, was wohl? – zu essen.

Falls es dir anfangs zu schwer erscheint, beim Fernsehen gar nichts mehr zu essen, dann kannst du deine alte Gewohnheit »ausschleichen«, indem du dir beispielsweise Walnüsse zum Knacken hinstellst oder Rohkost, wie Karotten, frische Paprika und Selleriestangen. Vielleicht ist es auch eine Alternative und gut funktionierende Idee für dich, nebenbei mit einem Jo-Jo oder mit Qi-Gong-Kugeln zu spielen oder einen Antistressball zu kneten. Dann haben deine Hände etwas zu tun, du bist beruhigt und beschäftigt.

Geh nur satt und zufrieden einkaufen

Warst du schon einmal hungrig einkaufen? Mit Sicherheit, denn wir alle kennen das. Was aber war passiert? Statt nur die Dinge von der Einkaufsliste mitzunehmen, die wir wirklich brauchten, landete einfach alles im Einkaufswagen, was unser momentaner Hunger haben wollte. Egal ob süß, salzig, sauer, frisch oder abgepackt – der Hunger trieb uns in sämtliche Gourmetecken, die das Schlaraffenland Supermarkt zu bieten hatte.

Bei Hunger signalisieren Körper und Gehirn Alarmstufe Rot. Notzustand! Und schon schicken sie uns auf die Jagd. Auf einmal überlegen wir nicht mehr lange, sondern greifen zu. Wir folgen unserem evolutionsbiologischen Programm: »Essen horten, solange noch etwas da ist«. Die Vernunft übernimmt erst wieder das Ruder, wenn wir endlich gegessen haben und unser Blutzuckerspiegel gestiegen ist. Erst dann können wir wieder gezielt Entscheidungen treffen. Schon beim Einkaufen entscheidet sich daher, ob wir den Weg zum Übergewicht oder den zur Traumfigur wählen. Es liegt an uns. Und an unseren Gewohnheiten. Du kannst wählen und dich entscheiden, nur noch einkaufen zu gehen, wenn du satt und zufrieden bist. Mach genau das zu einer neuen schlankeren Gewohnheit.

Glückstipp

HUNGRIG IM SUPERMARKT?

Wenn es doch mal passiert, hier ein simpler Trick: Kauf dir einen Becher Buttermilch und eine Banane und verzehre beides ganz in Ruhe auf einer Bank vorm Geschäft. Das stillt den ersten Appetit. Jetzt kannst du dich wieder auf einen bewussten und vernünftigen Einkauf konzentrieren.

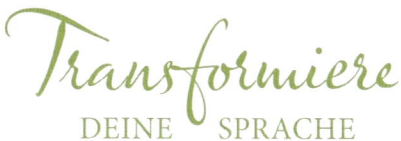

Transformiere
DEINE SPRACHE

»Ich muss Sport machen!« »Ich darf nicht so viel essen!« Solche Sätze haben sich die meisten von uns angewöhnt. Aber sie nehmen uns jegliche Freude am Abnehmen. Viel besser sind positive Botschaften, die motivieren. Achte einmal auf deinen Sprachgebrauch, er verrät dir viel über deine Glaubenssätze. So wie du den ganzen Tag über deinen Körper denkst, so reagiert dieser darauf. Wenn du ihn ständig mit negativen »Befehlen« quälst, dann baust du inneren Druck auf – und Druck erzeugt Gegendruck. Du machst deinen Körper dann nicht zu deinem Verbündeten, sondern zu deinem Sklaven. Stimm dich lieber positiv auf dein Ziel ein und motiviere dich mit den folgenden liebevollen Leitsätzen.

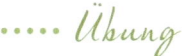 Übung

MIT POSITIVEN AFFIRMATIONEN IN DEN TAG

Sag deinem Spiegelbild jeden Morgen einen positiven Glaubenssatz. Sei dabei entspannt und voller Vertrauen.

- Ich bin in Ordnung so, wie ich bin.
- Ich bin liebenswert.
- Ich bin gut so, wie ich bin.
- Ich gefalle mir, ich mag mich.
- Ich achte mich und meinen Körper.
- Ich liebe meinen Körper, ich liebe mich.
- Ich esse gern und ich esse mich gesund und schlank.

Den Verstand mit ins Boot holen

Wenn solche Sätze, wie sie in der Übung auf Seite 145 stehen, anfangs ungewohnt sind, ist das durchaus normal. Aber Affirmationen wirken wie Befehle für unseren Verstand. Bereits nach kurzer Zeit gibt er seine anfängliche Skepsis auf und hilft uns dabei, Lösungen zu finden, mit denen wir das erreichen, was wir da sagen. Er sorgt dafür, dass es Wirklichkeit wird.

Beginnen wir, diesen neuen Sätzen Glauben zu schenken, wandeln sich auch unsere Wahrnehmung, unser Verhalten und unsere Gewohnheiten. Durch Affirmationen transformieren wir daher alte negative Verhaltensweisen und ersetzen sie durch neue, für uns nützliche. Der Verstand handelt nach unseren Vorgaben. Wir müssen ihm nur genau zeigen, in welche Richtung wir gehen wollen. Dann setzt er alles, was ihm möglich ist, daran, uns dabei behilflich zu sein.

Alte Denkmuster aufspüren

Wir übernehmen viele Verhaltens- und Denkmuster von den Menschen, die uns tagtäglich umgeben. Manchmal gestalten wir unser eigenes Leben auch danach, wie unsere Familie und unsere Eltern ihr Leben gestaltet haben. Wir übernehmen gern, woran sie geglaubt und was sie gedacht haben. Wir haben uns viele ihrer Muster, Glaubenssätze, Gewohnheiten, Einstellungen und Denkstrukturen einverleibt.

Kennst du solche Sätze: »Du hast eine ungünstige Veranlagung und neigst zum Dickwerden. Dein Vater hat Übergewicht, deine Schwester wiegt zu viel und du selbst wirst auch Figurprobleme bekommen«?

Oder diese: »Iss, damit du groß und stark wirst«, »Lieber den Magen verrenken, als dem Wirt etwas schenken«, »Danke Gott, dass dein Teller voll ist«, »Was sollen die armen Kinder in Afrika sagen? Die wären froh, wenn sie was zu essen hätten. Sei nicht so undankbar«?

Verändere dein Denken

Wer mit diesen oder ähnlichen Glaubenssätzen aufgewachsen ist, für den beginnt ein wichtiger Schritt zur Wunschfigur damit, die bisherige innere Überzeugung zu hinterfragen: Gehören diese Gedanken und Überzeugungen wirklich zu mir? Oder habe ich sie einfach nur übernommen? Es ist wichtig, die eigenen Glaubenssätze zu überprüfen! Vor allem die über die eigene Person und den eigenen Körper. Schreib dir einfach mal alles auf, was du über dich denkst. Und dann schau nach, welche dieser Sätze deine heutige Figur beeinflussen. Du wirst erstaunt sein, was du so alles über dich und über das Essen denkst, meinst und glaubst. Wenn du dir dessen bewusst wirst, kannst du den negativen Einfluss verändern, indem du die Glaubenssätze transformierst. Dann haben die alten Sprüche keine Macht mehr über dich.

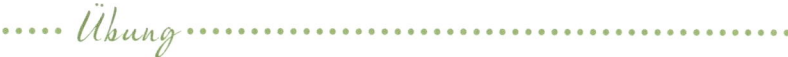

····· *Übung* ···

TRANSFORMIERE DEINE GEDANKEN

Welche Gedanken und Sprüche hindern dich am Schlankwerden? Nimm dir diese Sätze nach und nach vor und verwandle sie in positive Affirmationen.

- Aus »Wenn ich mich satt esse, werde ich dick« wird vielleicht: »Wenn ich bewusst und voller Genuss esse, weiß ich, wann es genug ist. Ich esse mich satt und bin schlank.« Aus »Ich schaffe es einfach nicht abzunehmen« könnte werden: »Ich liebe meinen Körper und schenke ihm eine neue Leichtigkeit.«
- Notiere dir deine liebste Affirmation auf einem kleinen Zettel und häng ihn an deinen Kühlschrank oder richte sie als Bildschirmschoner an deinem Computer ein.

Schlafe ausreichend

Die wissenschaftlich haltbaren Hinweise auf einen Zusammenhang zwischen Gewicht und Schlaf haben sich in den letzten Jahren verdichtet. Schlafmangel schwächt nicht nur die Immunabwehr, sondern beeinflusst auch den Zucker- und Fettstoffwechsel negativ. Schlafentzug lässt das dickmachende Stresshormon Cortisol im Blut ansteigen, führt zur Ausschüttung des Appetitmacherhormons Ghrelin sowie des Fettzellhormons Leptin und reduziert schlankmachende Wachstumshormone. Untersuchungen ergaben außerdem, dass Schlafdefizite die Glukosetoleranz und die Stoffwechsellage stören. Das alles begünstigt eine Gewichtszunahme und lockt Hungergefühle hervor. Groß angelegte Studien in den USA ergaben schon in den 1980er-Jahren, dass Schlafzeiten unter sechs oder über zehn Stunden die Lebenserwartung reduzieren. Ideal sind durchschnittlich acht Stunden Schlaf pro Nacht. Wer das nicht schafft, der kann den Schlaf zwar nicht, wie lange vermutet, nachmittags nachholen. Aber ein kurzes Mittagsschläfchen unterstützt dennoch die Regeneration und dient der Erholung von Körper und Geist.

Auch die Regelmäßigkeit spielt eine große Rolle. Je höher die Schlafkontinuität, desto geringer die Chancen für Gewichtszunahme und Diabetes. Gewöhn dir an, möglichst jeden Tag zur gleichen Tag schlafen zu gehen und morgens zum selben Zeitpunkt aufzustehen. Dann schläfst du auch besser durch – und das macht schlank und vor allem ausgeglichen. Mach es dir zur Gewohnheit, morgens auf deinen Wecker zu hören und direkt aufzustehen. Sich immer wieder umzudrehen und mit der Schlummerfunktion alle drei Minuten ans Aufstehen erinnern zu lassen bringt weder Erholung noch Energie für den Tag. Dann lieber gleich den Wecker auf eine spätere Uhrzeit stellen und genüsslich etwas länger schlafen.

Glückstipps

DREI WEITERE NEUE GEWOHNHEITEN FÜR EIN SCHLANKES LEBEN IM GENUSS

- Lache, so oft es geht! Das tut nicht nur deiner Seele gut, sondern auch deiner körperlichen Gesundheit. Lachen erweitert die Gefäße und verbessert den Blutfluss. Außerdem macht es gute Gefühle und baut Stress ab – das beste Mittel gegen Heißhunger und Frustessen. Gewöhn es dir also an, lieber zu viel als zu wenig zu lachen.

- Frühstück für die Ohren: Gönn dir vor oder nach dem »echten« Frühstück eine kleine Auszeit, in der du 15 Minuten lang angenehme Musik hörst. Vielleicht während des Herrichtens oder Abspülens? Du kannst dich dabei aber auch auf dein Sofa oder Bett legen. Vor dem Frühstück steigert diese kleine Alltagsruheoase die Vorfreude auf das Essen und es kann sogar den ersten großen Hunger eindämmen. Die Musikpause nach dem Frühstück fördert die Verdauung, du kannst dich vor dem Start in den Tag sammeln und bewusst Energie für den Alltagssturm tanken. Wer so den neuen Tag beginnt, ist ideal vorbereitet.

- Verbinde alltägliche Aufgaben mit einer Gute-Laune-Bewegungseinheit. Für mich persönlich wurde das eine sehr lohnende Angewohnheit. Der Müll muss raus, die Flaschen weggebracht und die Wäsche aufgehängt werden? Ja, auch bei uns daheim. Ich habe mir angewöhnt, solche Haushaltsaufgaben mit Spaß und Sport zu verbinden. Die Flaschen bringe ich im Rucksack mit dem Fahrrad oder zu Fuß weg. Und wenn ich staubsauge, lege ich dazu fetzige Musik auf und tänzle durch die Wohnung. Am liebsten ist mir das gleich nach dem Mittagessen, dann verfalle ich gar nicht erst ins Nachmittagstief.

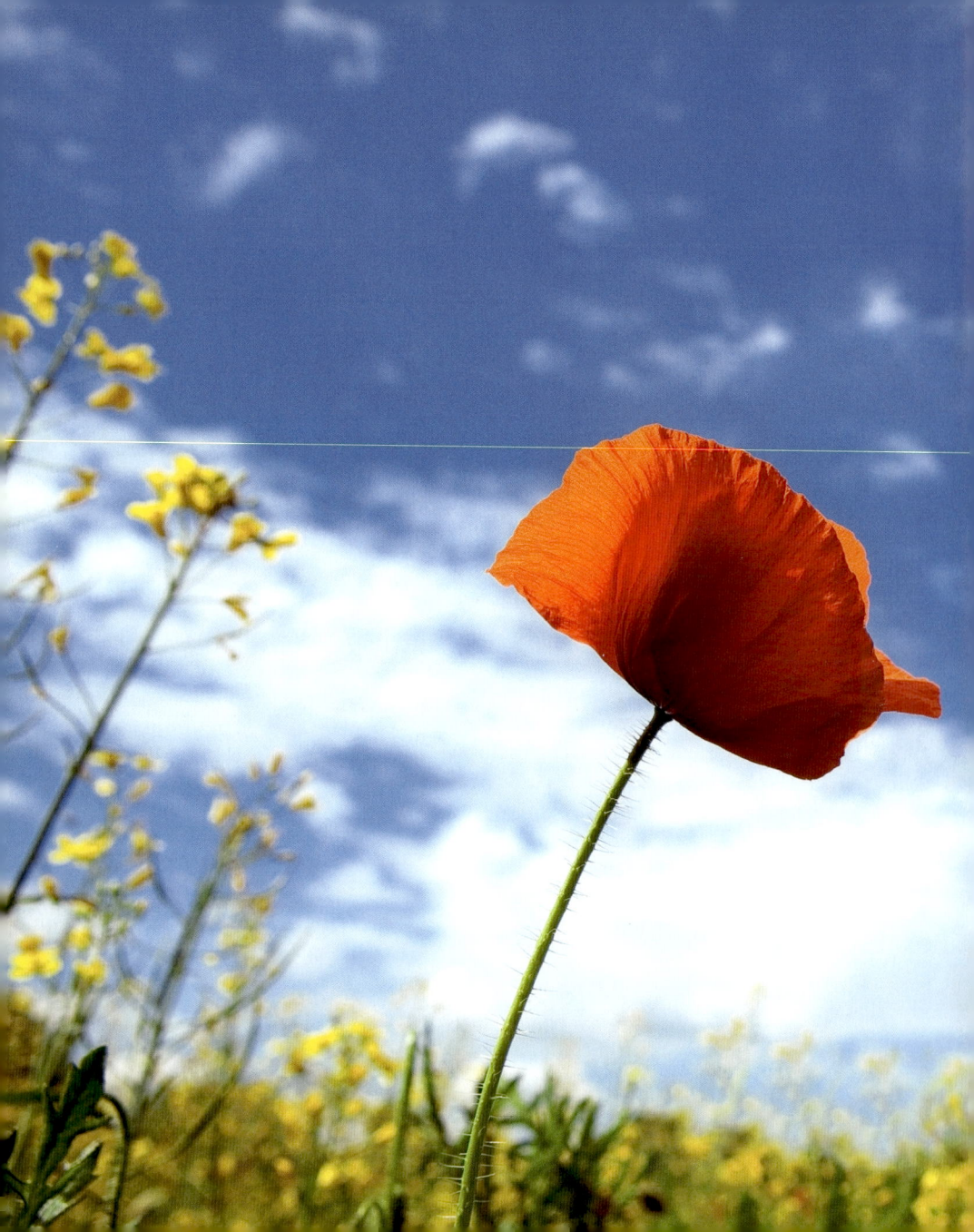

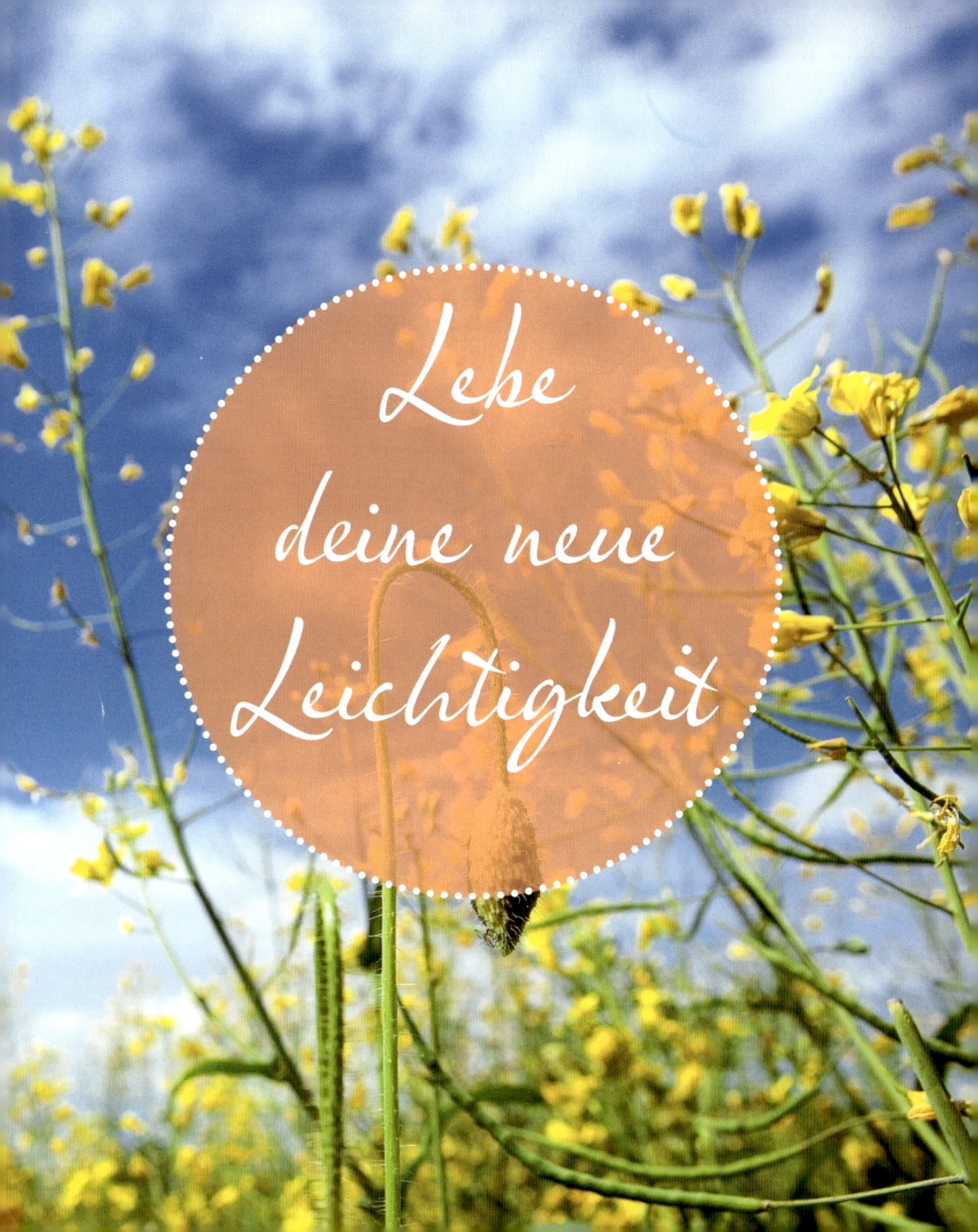

Alles fließt

Was ist »Leichtigkeit« überhaupt? Ist es ein Gefühl, ein Zustand oder eine Geisteshaltung? Vielleicht ist es ein bisschen von allem. Die aktuelle Gehirnforschung sagt, wenn uns etwas leichtfällt, wir also in unserem Tun mit unserer Tätigkeit verschmelzen oder eins werden, dann verwendet unser Gehirn sein ganzes kreatives Potenzial und ist um etwa 90 Prozent leistungsfähiger. Wenn wir uns hingegen anstrengen, überfordert fühlen oder etwas widerwillig tun, haben wir nur einen Bruchteil unserer Gehirnfähigkeit zur Verfügung. Dies gilt natürlich auch auf unserem Weg zum Idealgewicht. Alles, was wir auch in dieser Hinsicht tun, sollte uns leichtfallen und wir sollten mit allen Tätigkeiten eins werden.

Die Kunst der Leichtigkeit

Kennst du das Gefühl, wenn du mit dem, womit du dich gerade beschäftigst, eins wirst? Wenn es dir leicht von der Hand geht und »alles fließt«? Ganz egal, was es ist: Kochen, Tanzen, Schreiben, Arbeiten, Helfen – oder Abnehmen. Dann entsteht das Gefühl der Freude und eine Riesenportion Motivation. Du bist völlig vertieft. Es existiert nur dieser eine Moment und du gehst vollkommen in ihm auf.

Wenn du weder gelangweilt noch überfordert bist, strengt dich das, was du gerade tust, überhaupt nicht an. Wenn alles im Fluss ist, dann bist du im sogenannten Flow. Der Psychologe Mihaly Csikszentmihalyi definiert diesen Zustand so: »Flow ist eine Form von Glück, auf die man Einfluss hat.« Man kennt es aus dem Sport – viele Läufer berichten davon – und natürlich auch bei Musik und Tanz.

Glückstipp

IN DEN FLOW KOMMEN
Du kannst beeinflussen, wie intensiv dein Gehirn arbeitet.
Dass du in den Flow kommst, erkennst du an folgenden Punkten:

- Die an dich gestellten Anforderungen und deine Fähigkeiten stehen in einem ausgewogenen Verhältnis, sodass weder Langeweile noch Überforderung auftreten.
- Deine Aufmerksamkeit, deine Motivation und die Umgebung verschmelzen im Flow in einer Art produktiver Harmonie. Dein Gefühl für Zeitabläufe ist verändert, weil Handlung und Bewusstsein verschmelzen.
- Es stellt sich ein Gefühl von Kontrolle über die eigene Aktivität ein. Und eine wundervolle Leichtigkeit.
- Du bist konzentriert, ohne etwas erzwingen zu wollen.
- Deine Sorgen und Ängste verschwinden.

Momente des Schwebens

Jeder von uns hat bereits den Flow, die Augenblicke voller Glückseligkeit erlebt. Momente der absoluten Leichtigkeit. Überleg dir doch mal, wann du diesen Zustand schon einmal erfahren hast. Womit hast du ihn erreicht? Kannst du dieses Erlebnis wiederholen? Wodurch kannst du dich bewusst wieder in dieses Leichtigkeitsglücksgefühl versetzen?

Ich selbst kenne viele solcher Momente. Als ich mein erstes Buch *Glücksregeln für die Liebe* schrieb, ging ich vollkommen in meiner Tätigkeit auf. Ich war beseelt. Ich war glücklich. Ich war eins mit meiner Arbeit. Oder als ich mit meiner Tochter ein Iglu baute, war ich ebenso vollkommen glücklich. Trotz der körperlichen Arbeit, trotz der Kälte, es war einfach fantastisch.

Und: als ich 14,6 Kilo abnahm. Jeder Tag war ein Glücksgefühl für mich. Ich war eins mit meinen Zielen, mit der Anforderung und meinen Erfolgen. Lebensfreude und spielerische Leichtigkeit motivieren. Sie machen uns selbstbewusst und leistungsfähig. Flow ist die ideale Verbindung von Körper und Geist. Wenn dein Körper leicht ist, bist du es auch. Und umgekehrt. Genau dies sollten wir immer auch auf dem Weg zu unserem Idealgewicht beachten. Je stärker unsere Motivation ist, unsere Vorfreude, unsere Vision, unsere Freude an der Umsetzung, desto mehr ist unser Gehirn mit seiner vollen Kapazität verfügbar. Und noch einen Vorteil hat diese geistige Einstellung: Deine mentale Leichtigkeit reduziert auch das Stresshormon Cortisol. Und je weniger davon vorhanden ist, umso leichter wird der Körper.

Raus aus der Routine!

Wenn wir abnehmen, verändern wir zwangsläufig unsere Routine. Wir nehmen an vielen Dingen wieder bewusst und wach teil. Die beste Vorraussetzung, um wieder in den Flow zu kommen. Auf das Gehirn wirkt jedes Ausbrechen aus der Routine wie ein aufregendes Erlebnis. Und es belohnt die ungewohnten Erfahrungen, Denkansätze oder Erkenntnisse mit der vermehrten Ausschüttung von Neurotransmittern und erweitert unseren geistigen Horizont durch das Verschalten neuer Synapsen. Wir sind inspiriert und alles fällt uns leicht.

Also raus aus der Routine! Das gilt für das Essen ebenso wie für den gewohnten Alltag. Ebenso wie du immer wieder neue Speisen und Zutaten ausprobieren solltest, damit du wach und lebendig bleibst, solltest du auch all deine üblichen Gewohnheiten immer wieder durchbrechen. Zum Beispiel könntest du immer mal wieder einen anderen Weg zur Arbeit nehmen oder dort einkaufen gehen, wo du bisher noch nie warst. Tu spielerisch die Dinge, die neu und ungewohnt für dich sind.

Einfach loslassen

Wenn wir die alte Routine durchbrechen, kommen wir leichter in den Flowzustand. Was ist also naheliegender, als zum Beispiel unserer Küche einen Energieschub zukommen zu lassen. Nach dem Grundsatz »Wie innen, so außen, wie außen, so innen« wirkt das auch auf uns selbst. Entrümpeln an sich wirkt schon sehr befreiend. Du machst dich auf, deine unmittelbare Umgebung schlanker und leichter zu machen. Fang am besten an, indem du Kühlschrank und Vorratsschränke oder Speisekammer ausräumst. Und zwar komplett. Und dann entscheidest du, was wieder hinein soll. Du fragst dich nicht, was du loswerden willst, sondern was du in dein Leben lassen willst. Ein gewaltiger Unterschied!

Schau deine Schränke und Schubladen genau durch und wirf gnadenlos alles Alte, Unnütze weg oder verschenke Gerätschaften, die du in den letzten Monaten nicht benutzt hast, beispielsweise an ein Frauenhaus. Nimm dir Zeit, deine Küche und deinen Kühlschrank so richtig gründlich und blitzblank sauber zu machen. Dann kannst du neu einräumen. Frag dich: Was esse ich wirklich? Was will ich wirklich in meinem Umfeld haben? Bevorrate dich dann gezielt. So wird deine Küche ein Ort der Leichtigkeit. Und das überträgt sich auch auf deinen Körper. Sobald deine Küche leichter wird, ist das ein Signal für dich, es ebenso zu tun.

Körperliche Leichtigkeit

Und schon geht es weiter, indem du gleich auch deinen Körper von allem Überflüssigen befreist. Bereits ein einzelner Detox-, also Entgiftungstag verstärkt die Produktion bestimmter Wachstumshormone wie zum Beispiel Sematotropin, die für die Zellerneuerung sowie den Abbau von Fettdepots und das Muskelwachstum zuständig sind. Es lohnt sich also durchaus, regelmäßig zu entgiften.

····· *Übung* ···

AB UND AN EIN ENTGIFTUNGSTAG

- Versuche an deinem Detoxtag auf Alkohol, Koffein und Nikotin sowie aufwühlende Diskussionen und Aufregungen zu verzichten. Iss leicht, viel Obst , gedünstetes Gemüse, etwas Reis.
- Tees aus frischen Kräutern fördern die Reinigung des Körpers und das Ausleiten alter Schlacken aus Organen und Lymphe sowie Blut. Zur Leberentgiftung eine Wärmflasche auf den rechten Oberbauch legen, mit einer Decke schön warm zudecken und entspannen.
- Besonders wirkungsvoll: 4 Esslöffel gehackte Petersilie mit einem Liter kochendem Wasser aufgießen und eine Viertelstunde zugedeckt ziehen lassen. Dann abgießen und den Tag über trinken.
- Beweg dich ausgiebig in der Natur oder im Park.

Mentale Leichtigkeit

Die alternative Heilkunde kennt den Zusammenhang zwischen geistiger und körperlicher Gesundheit. Vor allem ungeklärte Beziehungen und Streit können uns regelrecht vergiften. Da eine negative Erinnerung an einen Streit, ein Missverständnis oder schlimmes Ereignis – egal wie lange sie zurückliegt – Stresshormone ausschüttet, ist es ratsam, innerlich noch immer schwelende Erinnerungen loszulassen. Menschen, die gut verzeihen können und nicht nachtragend sind, können leichter einen neuen Weg beschreiten. Schau deshalb innerlich nach, wo du noch etwas aufräumen oder bei wem du dich entschuldigen könntest. Das befreit ungemein.

Glückstipps

LEICHTIGKEIT LEBEN – TAG FÜR TAG

- Begrüße den Tag bei offenem Fenster und möglichst viel Sonnenlicht. Das wirkt wie ein sanfter Weckruf für deinen inneren Taktgeber im Gehirn und bereitet dir einen schönen Start in einen leichten Tag.
- Nur fünf Minuten Bewegung morgens nach dem Aufstehen machen deinen Geist hellwach. Dieser Effekt hält einige Stunden lang an. Dehne dich nach dem Aufwachen noch im Bett liegend genüsslich wie eine Katze, steh dann auf, räkel und streck dich. Breite deine Hände über dem Kopf aus, als ob du einen Regenbogen hochheben wolltest.
- Sing unter der Dusche. Das befreit, macht gute Laune und regt das Denkvermögen an. Sofort mehr Energie bringen auch Ausflüge ins Grüne, im Sommer eine Runde Schwimmen im See oder Grillen mit Freunden. Im Winter ein Spaziergang oder Schlittschuhlaufen.
- Ein Kuss für den Körper: Mach jeden zweiten Tag eine Kneipp'sche Wechseldusche und bürste dich danach mit einer Massagebürste ab. Du wirst hüpfend vor Lebendigkeit die Dusche verlassen!
- Vergiss die Qual der Wahl! Ratlos vorm Kleiderschrank zu stehen raubt dir Energie, bevor du überhaupt in den Tag startest. Entscheide dich deshalb spontan für das erste Kleidungsstück, das du siehst.
- Finde deine individuellen Wege zu körperlicher und geistiger Leichtigkeit. Lass alles los, was dich belastet, und erfreu dich an deinem neuen Leben. Lass die Sonne für dich scheinen!
- Entscheide dich für gute Laune. Nimm eine Haltung der Zufriedenheit ein. Entscheide dich, ein Leben voller Glück und Leichtigkeit zu führen. Es wird uns nicht immer gelingen, mit Leichtigkeit durchs Leben zu gehen, aber wir sollten uns immer wieder daran erinnern, dass dies unser Ziel sein sollte. Dann wird es nach und nach unsere Realität.

Rezeptregister

Kleine Auswahl der Bücher von Pierre Franckh

Entfalte deine Wunschkraft (Tischaufsteller); GRÄFE UND UNZER
Erfolgreich wünschen. 7 Regeln, wie Träume wahr werden; Koha
Wünsch es dir einfach – aber richtig; Koha
Wünsch es dir einfach – aber mit Leichtigkeit; Koha
Das Gesetz der Resonanz; Koha
21 Wege, die Liebe zu finden; Knaur
Einfach glücklich sein. 7 Schlüssel zur Leichtigkeit des Seins; Goldmann Arkana

Der Autor

Der Bestsellerautor Pierre Franckh gehört mit einer Gesamtauflage von über zwei Millionen Büchern zu den erfolgreichsten deutschen Autoren. Mehr als 60 Titel sind mittlerweile in 21 Ländern erschienen. Bereits sein erstes Buch, der Beziehungsratgeber »Glücksregeln für die Liebe«, kletterte in kürzester Zeit auf die Bestsellerlisten, weitere seiner Titel, insbesondere die aus der Reihe »Erfolgreich wünschen«, folgten.

Pierre Franckh hält Vorträge auf der ganzen Welt und gibt Seminare in stets ausverkauften Häusern. Nach seinen Regeln und Anregungen haben bereits unzählige Menschen ihr Leben positiv verändert. Als Coach und Mentaltrainer berät er Einzelpersonen und ist überdies in der Wirtschaft ebenso tätig wie für Ärzte, Psychologen, Kinesiologen und Heilpraktiker.

»Der tiefere Sinn beim Schreiben besteht für mich darin, anderen Menschen den Weg zu ihrem inneren Reichtum zu zeigen und der Sehnsucht nach dem Sinn des Lebens Lösungsmöglichkeiten anzubieten.«

Mehr Informationen zum Autor und seinen Buch-, Coaching- und Seminarangeboten unter: www.Pierre-Franckh.de

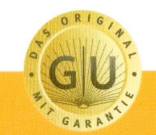

Impressum

Projektleitung: Anja Schmidt
Lektorat: Diane Zilliges
Bildredaktion: Henrike Schechter
Layout: independent Medien-Design, Horst Moser, München
Herstellung: Petra Roth
Satz: wortundart, Janette Schroeder, München/Berlin
Repro: Longo AG, Bozen
Druck: Firmengruppe Appl, aprinta druck, Wemding
Bindung: Firmengruppe Appl, m.Appl GmbH, Wemding

Rezeptfotos: Kramp+Gölling Fotodesign, Hamburg
Bildnachweis: Getty: Coverfoto, Seite 6/7, 20/21, 70/71, 96/97, 138/139, 150/151; Look: Seite 46/47

ISBN 978-3-8338-2402-9

1. Auflage 2012

Die GU-Homepage finden Sie unter www.gu.de

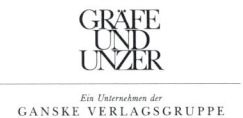